Ruth Cohn – eine Therapeutin gegen totalitäres Denken

In dankbarer Erinnerung an August Schwantner (1947–2018).
Er ist couragiert für Fremde und Andere eingetreten und
hat die Nähe zu ihnen gesucht und gefunden.

Matthias Scharer
In Zusammenarbeit mit Michaela Scharer

Ruth Cohn – eine Therapeutin gegen totalitäres Denken

Patmos Verlag

VERLAGSGRUPPE PATMOS

PATMOS
ESCHBACH
GRÜNEWALD
THORBECKE
SCHWABEN
VER SACRUM

Die Verlagsgruppe
mit Sinn für das Leben

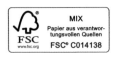

Für die Verlagsgruppe Patmos ist Nachhaltigkeit ein wichtiger Maßstab ihres Handelns. Wir achten daher auf den Einsatz umweltschonender Ressourcen und Materialien.

Umschlaggestaltung: Finken & Bumiller, Stuttgart,
unter Verwendung eines evtl. urheberrechtlich geschützten Fotos.
Ggf. möge sich der Urheber beim Verlag melden.
Gestaltung, Satz und Repro: Schwabenverlag AG, Ostfildern
Druck: Finidr s.r.o., Český Těšín.
Hergestellt in Tschechien
ISBN 978-3-8436-1176-3

Inhalt

Vorwort 9

Resonanzen – eine Hinführung 11
    Mit Ruth C. Cohn in Berührung kommen 12
    Wie bin ich eingestimmt und wie stimme ich mich ein? 15
    Autoritäre Tendenzen und totalitäres Denken auf
    dem Vormarsch 16
    Jenseits von Strategie und Effizienz? 17
    Resonanz auf den »geistigen« Nachlass 19
    Das Du und das Sie 20
    Experientielles Schreiben als Inter-Writing 21
    Der Nachlass zieht Kreise 22

Im Gespräch mit der Migrantin, Gesellschaftstherapeutin
und Poetin 23

Das »Berliner Kind« 27
    Die Hirschfeld-Tochter in ihrer Zeit 30
    Ruth Charlotte 35
    Die Eltern 35
    Zwischen Wohnung und Schule 41
    Geschwisterrivalität und Gerechtigkeit 43
    Körperlichkeit und Sexualität 43
    »Drei-Tages-Juden«? 44
    Vaters Bar Mizwa-Rede für den Bruder 45
    Bat Mizwa für Mädchen? 47
    Kindliche Gottesbeziehung 47
    Zweifel an der Gerechtigkeit und Wahrhaftigkeit
    der Erwachsenen 48
    Das Sprachtalent 49

Begeisterung für Goethe 50
Psychotherapie – der große Wunsch 52
Der Kreis wird enger. 52
Im Blick auf heute 53

Die Couch, die Angst und die Dankbarkeit 55
Die Flucht 56
Courage auf der »Ausreise« 57
Vaters Erbe macht's möglich. 59
Gesetze übertreten, ohne in Konflikt zu geraten. 61
»Züritüütsch« aus Protest 61
Das enttäuschende Studium 63
Die aufregende Couch 64
Eine problematische Beziehung und Heirat 66
Glück, Angst und Verzweiflung. 69

Ins »Gelobte Land«? 72
Die »Niemande« Europas 74
... zu wissen, dass wir zählen. 77
Krieg, Krankheit, Armut und eine unabgeschlossene
Lehranalyse 78
Alleinerzieherin. 80
Trennungen 84
Auf Jobsuche 87
Anliegen von außen kommen in den Blick 87
Weitere Studien, eine neue Wohnform und der
Aufbau einer Praxis 88
Zwischen Resignation und Courage 90
Therapeutische »Explosion« und neue Berufschancen 92
Den Körper wahrnehmen und einbeziehen. 93
Das Wir im Hier und Jetzt 94
In der Humanistischen Psychologie verankert 94
Erlebnistherapie als berufliche Basis 95
Der »TZI-Traum« 96
Ein Tabu wird zum Thema 97

Der innovationsfreudige Globe 98
Es geht um Welt- und Menschenverständnis und um Werte 99
Gestaltdenken und Gestalttherapie 99
Ruth C. Cohn in guter Gesellschaft 100
Die Wende 102

Daheim in den Herzen der Menschen 103
Verlorene Heimat 103
Eine Ahnung wird Wirklichkeit 105
Die Amerikanerin auf der europäischen Bühne 107
Daheim an der Ecole d'Humanité? 111
Die kleine Wohnung mit der großen Aussicht 112
Dem Göttlichen auf der Spur 113
»She was a mystic« 116
Planetary Citizen 117
Es geht um Bäume und den Ausverkauf der Schöpfung 119
Beteiligt, ohne dazuzugehören 122
»Ein Mensch in Widersprüchen – ein ganzer Mensch« 124
Die TZI breitet sich aus 124
Vielfach geehrt 126
Altern 128

Vermächtnis: Vision eines guten Lebens mit allen und allem 134
Ohne die anderen? 134
Visionär*innen contra Zyniker*innen, »Fremdelnde«
und Furchtsame 135
Haltung und Methode 136
In »Gegensatzeinheiten« denken 137
Autonomie und Interdependenz 138
Das »Zwei-Perspektiven-Selbst« 139
»Das aufgeblähte Selbst« und seine politischen Implikationen . . . 140
Das große »Gruppen-Selbst« und das neue Wir 141
Störungen und Betroffenheiten nehmen sich Vorrang 142
Der Chairperson innewerden 143
Determiniert oder/und frei 144

Ehrfurcht vor dem Lebendigen, seinem Reifen und Vergehen ... 145

»Die Welt ist unsere Aufgabe«. 147

»Für« oder »mit«? 148

Sich auf ein »Mehr« hin öffnen. 149

Anmerkungen. 151

Verzeichnis der Gedichte. 160

Vorwort

An dieser Stelle danke ich allen sehr herzlich, die dieses Buch angeregt, ermöglicht und begleitet haben. Ohne die Zusammenarbeit mit meiner Frau Michaela wäre die zügige Fertigstellung des Manuskripts nicht möglich gewesen. Der Patmos-Verlag, im Speziellen Frau Claudia Lueg, hat das Buch angeregt und mit großem persönlichem Interesse und Engagement begleitet. Dr. Sibilla Marelli Simon, die einige Zeit mit Ruth C. Cohn gearbeitet hat, war spontan zur kritischen Lektüre des Manuskripts bereit und hat ein Bild und einen Text zur Verfügung gestellt. Auch unser kolumbianischer Schwiegersohn, der Künstler José Gamboa, hat Bilder beigesteuert. Weitere Bilder haben Helga Herrmann zusammen mit Dr. Edith Scholz, Ruth C. Cohns Sohn Peter Ronald und Hansfried Nickel dankenswerterweise zur Verfügung gestellt.

Im Hinblick auf die jeweiligen politisch-gesellschaftlichen Zusammenhänge haben uns die Historikerin Prof. Dr. Brigitte Mazohl und der Amerika-Experte Prof. Dr. Reinhold Wagnleitner wichtige Hinweise gegeben. Frau Mazohl hat sämtliche Texte kritisch gelesen. In Manfred Trausner fanden wir einen gesellschaftspolitisch interessierten Leser, der die Texte vorab auf ihre Verständlichkeit für »Außenstehende« geprüft hat.

Schweizerische Rechtschreibung und Schreibweisen der Originalgedichte sind beibehalten.

Helga Herrmann und Prof. Dr. Matthias Kroeger, den Erben des geistigen Nachlasses Ruth C. Cohns, an dessen Registrierung und Archivierung meine Frau und ich seit 2016 arbeiten, danken wir sehr herzlich für ihr Vertrauen und die Gespräche. Ein unveröffentlichtes Manuskript zur Biografie Ruth C. Cohns, das Matthias Kroeger verfasst hat, war eine zusätzliche Referenzquelle, obgleich sich dieses Buch nicht als Biografie versteht. Um eine solche zu schreiben, muss noch eingehend im Nachlass Ruth C. Cohns geforscht werden.

Die Anregungen zu diesem Buch kommen nicht nur aus Ruth C. Cohns Nachlass: Viele Menschen unterschiedlichen Alters und verschiedener kultureller, politischer und weltanschaulich-religiöser Herkunft kommen mir in den Sinn, wenn es um Ruth C. Cohn und die TZI geht: die Teilnehmer*innen zahlreicher Workshops, die Absolvent*innen der Universitätslehrgänge Kommunikative Theologie, Kolleg*innen aus der interkulturellen TZI-Grundausbildung, mit der wir in Österreich begonnen haben. Vor allem denke ich an die indischen, afrikanischen, lateinamerikanischen, nordamerikanischen, kroatischen, litauischen, lettischen, tschechischen und polnischen Kursteilnehmer*innen, unter denen sich sowohl Menschen unterschiedlicher Religionszugehörigkeit (Islam, Hinduismus, Buddhismus und Christentum) als auch Menschen, die sich keiner religiösen Weltanschauung nahe fühlen, befanden. Sie alle haben meinen Blick für ein menschheits- und weltverbindendes Denken, wie es dem Vermächtnis Ruth C. Cohns entspricht, erheblich erweitert.

Zeitnah zu diesem Buch ist das Fachbuch »Vielheit couragiert leben« entstanden.[*] Es bringt die »politische Kraft der Themenzentrierten Interaktion (TZI) heute« neu ins Bewusstsein und vertieft die (Erst-)Begegnung mit Ruth C. Cohn und ihrem Werk.

Wenn ich diesem Buch ein dankbares Gedenken an August (genannt Gust) Schwantner voranstelle, der am 29.9.2018 nach einem schweren Unfall verstorben ist, dann will ich damit sein couragiertes Engagement für Flüchtlinge in unserem Wohnort und darüber hinaus ehren. Obwohl er Ruth C. Cohn weder gekannt noch von ihr gewusst hatte, tritt er mir vor Augen, wenn ich an sie denke.

Ottensheim – Innsbruck, im Jänner 2020
Matthias Scharer

---

[*] Matthias Scharer, Vielheit couragiert leben. Die politische Kraft der Themenzentrierten Interaktion (Ruth C. Cohn) heute, Ostfildern 2019

Resonanzen – eine Hinführung

Eine Angst geht in Europa und in der Welt um, die schwer zu fassen ist. Das empfinden nicht wenige Menschen. »Von allen Dämonen, die sich in den offenen Gesellschaften unserer Zeit eingenistet haben, ist die Angst wohl der hinterhältigste«[1], schrieb der Soziologe und Philosoph Zygmunt Bauman im Blick auf die aktuellen gesellschaftlichen Entwicklungen in der »Flüchtigen Moderne«. Damit meinte er nicht in erster Linie die persönlichen Ängste, die selbstverständlich und alltäglich zu unserem Leben gehören. Mit der Angst, die gegenwärtig umgeht, ist ein »kollektives Fremdeln« gemeint. Es handelt sich dabei nicht um jenes »normale« Fremdeln, das sich bei jungen Kindern einstellen kann, wenn sie sich vor Menschen fürchten, die nicht zu ihrer unmittelbaren Lebenswelt gehören, ihnen also fremd erscheinen. Das »kollektive Fremdeln« erfasst erwachsene Menschen. Es wird gegenwärtig in Europa und darüber hinaus politisch und medial befördert und populistisch missbraucht. So forcieren abenteuerliche Berichte zur sogenannten »Migrationskrise«, die in den Medien, in Tweets und politischen Reden regelmäßig verbreitet werden, die generellen Ängste und Befürchtungen, die in einer globalisierten »Weltrisikogesellschaft«[2] von vorneherein vorhanden sind.

Ein genereller Trend zur Vereinfachung komplexer gesellschaftlicher Vorgänge, eine resistente Angst vor der Zukunft und die Dämonisierung der Fremden fördern alte und kreieren neue Muster autoritären und mitunter auch totalitären Denkens und Handelns. Ein Schwarz-Weiß- und Entweder-oder-Denken halten in die Gesellschaft Einzug und spalten sie. Differenzierte Sichtweisen komplexer Probleme werden ausgeblendet. Wie soll es angesichts solcher Tendenzen speziell in Europa, aber auch weltweit, weitergehen? Viele Menschen sorgen sich zu Recht um die Zukunft unserer freiheitlich-demokratischen Gesellschaften, die auf der Einhaltung von Grund- und Menschenrechten beruhen und eine vielfältige Gesellschaft ermöglichen.[3] Ebensolche Herausforderungen stellen die weltweite ökologische Krise und die wachsende Dominanz globaler neoliberal-kapitalistischer Märkte dar, die sich der Verantwortlichkeit von Menschen zu entziehen drohen und einzelne Menschen und ganze Bevölkerungsgruppen als »unbrauchbar« aus der Gesellschaft ausschließen. Der innere Zusammenhang zwischen diesen Entwicklungen ist unübersehbar.

Mit Ruth C. Cohn in Berührung kommen

In dieser Situation erhält jene Frau, die uns vom Cover dieses Buches tiefsinnig und freundlich entgegenlacht, neue Aktualität. Es ist die Psychoanalytikerin und »Gesellschaftstherapeutin«[4] Ruth C. Cohn. Sie verstarb am 30. 1. 2010 im 98. Lebensjahr im Haus ihrer Freundin Helga Herrmann in Düsseldorf. Vom internationalen Institut, das ihren Namen trägt und das die von ihr begründete TZI in Europa und weltweit verbreitet, wurde in einer Gedenkfeier anlässlich ihres 100. Geburtstages neben dem Eingang ihres Geburtshauses in der Mommsenstraße 55 in Berlin-Charlottenburg eine Gedenktafel angebracht, die in aller Kürze über das Leben und die Bedeutung der deutsch-jüdischen Migrantin Auskunft gibt.[5]

Die deutsche Jüdin überlebte das totalitäre nationalsozialistische Regime und den Völkermord an den Juden Europas. Dafür war sie ein Leben lang dankbar. Aus Dankbarkeit, der Naziherrschaft entkommen und nicht der Schoah zum Opfer gefallen zu sein, sah sie ihren Auftrag darin, »mitten im Grauen der Welt [...] ihm etwas entgegenzusetzen – kleine Schritte, kleine winzige Richtungsänderungen.« »Ich hatte den Wunsch,« so schreibt sie, »eine Bewußtwerdung – wie die Analyse sie einzelnen Menschen ermöglichte – vielen Leuten zugänglich zu machen und vor allem Kinder und Eltern zu erreichen. [...] Ich habe damals nicht geglaubt und glaube auch heute nicht, daß menschliche Grausamkeit ein unbekämpfbares Naturgesetz ist, sondern eher eine noch nicht gebrochene Kette von Frustrierung und Dagegen-Aus-

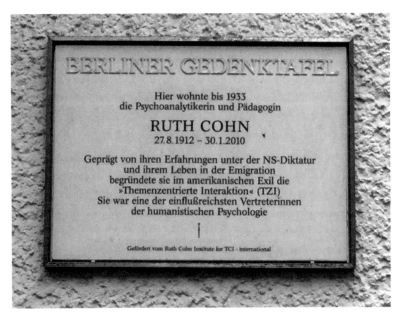

Abb. 1: Gedenktafel an Ruth C. Cohns Geburtshaus. Foto: Hansfried Nickel.

schlagen. [...] Ich glaube nicht, daß es Naturgesetz ist, daß Flüchtlinge ins Meer gestoßen werden müssen und Millionen von Kindern auf der Straße verhungern sollen.«[6]

Mit der Dankbarkeit für die Rettung aus dem Gewaltregime des Nationalsozialismus war eine konsequente Ablehnung jeglicher Gewalt verbunden. Der Einsatz für das gute Leben aller Menschen sowie für den Erhalt der Lebensbedingungen jeder Kreatur wurde zu einem starken Motiv für Ruth C. Cohn. Gemeinsam mit ihrem ebenfalls jüdischen Freund Alfred Farau (1904–1972), den sie 1948 im amerikanischen Exil kennengelernt hatte, befürchtete sie eine, über die Nazidiktatur hinausreichende, ständige »Hitlerisierung« (»ongoing hitlerization«) der Gesellschaft. Dazu sei der historische Hitler nicht mehr notwendig, weil sein totalitäres, ausgrenzendes und mörderisches Denken und Handeln in der Menschheit weiterwirke und sich ständig reproduziere. Eine gesellschaftlich wirksame Therapie gegen totalitäres Denken sei über den Nationalsozialismus hinaus zu jeder Zeit wichtig. Ohne den Hintergrund der Nazidiktatur könne man

13

Ruth C. Cohns Ansatz, die TZI, nicht verstehen, schreibt ein früherer Kollege.[7]

Es geht in diesem Buch nicht darum, den Teufel an die Wand zu malen und eine neuerliche Hitlerisierung der Gesellschaft heraufzubeschwören. Gleichzeitig aber ist ernst zu nehmen, dass prominente Autor*innen darauf aufmerksam machen, dass die freiheitlich demokratischen Gesellschaften mit ihren Grund- und Menschenrechten, wie sie speziell Europa nach dem Zweiten Weltkrieg geprägt haben, keineswegs selbstverständlich sind. Der Historiker Timothy Snyder, der vor wenigen Jahren ein umfassendes Werk zum Holocaust geschrieben hat, mahnt: »Eine Geschichte des Holocaust muss gegenwärtig sein, sie muss uns erfahren lassen, was aus der Zeit Hitlers in unseren Köpfen und Leben geblieben ist. [...] Die Kombination aus Ideologie und Umständen, wie sie im Jahr 1941 bestand, wird sich exakt nicht so wiederholen, aber etwas Ähnliches könnte durchaus geschehen.«[8]

Ruth C. Cohn, die »Therapeutin gegen totalitäres Denken«, hat als Migrantin »inmitten von Angst« ihr Konzept aus einer couragierten, aufmerksam-kritischen Zeitgenossenschaft heraus entwickelt. Deshalb ist ihrem Ansatz bis heute eine politische Dimension eingeschrieben, auch wenn das mitunter zu wenig sichtbar wird. »Im Grunde ist für mich TZI die Möglichkeit, Einfluss auf Massen zu nehmen. Und ich sehe es auch heute noch als politisches Konzept und politische Methode,«[9] schreibt sie in einer ihrer zahlreichen Notizen. Gesellschaftlichen Einfluss nahm sie nicht auf dem Weg populistischer Propaganda oder ausgefeilter politischer Strategien. Vielmehr war sie von der Hoffnung beseelt, dass in der Stärkung von Menschen in ihrer Selbstleitung, Selbstentscheidung und Selbstverantwortung, in der Erfahrung lebendiger Lernprozesse in Gruppen und Institutionen sowie im Bearbeiten persönlich und gesellschaftlich bedeutsamer Themen eine politische Kraft liegt, die rassistischen, nationalistischen, fundamentalistischen, populistischen u. ä. Tendenzen, wie wir sie gegenwärtig in Europa und weltweit verstärkt wahrnehmen können, gesellschaftswirksam entgegentritt. Totalitärem Denken und Handeln, die durch politisch geschürte Angst forciert werden, wird ein heilender Umgang auf humanistischer Basis angeboten.

Dieses Buch ist vor allem für Leser*innen geschrieben, denen Ruth C. Cohn und die TZI kaum bekannt sind oder die sich einen vertieften Zugang zu dieser bemerkenswerten Frau und ihrem Werk erschließen wollen. Dem Lebendigen Lernen, wie die TZI auch bezeichnet wird, entsprechend geht es mir dabei nicht um die Vermittlung von lebensgeschichtlichen Fakten *über* die deutsch-jüdische Migrantin und Informationen *über* ihr Konzept. Vielmehr versuche ich, mit diesem Buch Räume zu öffnen, in denen die Leser*innen, ausgehend von unserer gegenwärtigen gesellschaftlichen Situation, mit Ruth C. Cohn »ins Gespräch« kommen können. Welchen Widerhall, welche Resonanz finden Leben und Werk Ruth C. Cohns bei mir als Leser*in, wenn ich mit ihnen in Berührung komme?

Wie bin ich eingestimmt und wie stimme ich mich ein?

Für den bekannten Soziologen Hartmut Rosa zeigt sich unser Weltverhältnis in den Resonanzen.[10] Wie hallt die kleine und große Welt, in der wir alltäglich leben, in uns wider? Das kann sich schon an der Gestimmtheit beim Frühstück zeigen und reicht bis zu der Art und Weise, wie wir gesellschaftliche Herausforderungen annehmen oder wichtige Entscheidungen im Leben treffen. Kann ich die Welt, das Leben, die Menschen, die mich umgeben, dankbar und freudig wahrnehmen oder sind sie für mich von vorneherein nur Last, Einschränkung oder gar dämonisierte Fremde? Ist meine Weltwahrnehmung von Angst oder von einer lebensoffenen Zuversicht bestimmt?

Das Denken und Handeln der deutsch-jüdischen Migrantin, Lyrikerin und Psychotherapeutin Ruth C. Cohn und das von ihr beeinflusste Welt- und Menschenbild der TZI sind ihre Resonanz auf das dramatische Weltgeschehen in einem Zeitraum von beinahe 100 Jahren. Warum hat sie trotz der Erfahrung zweimaliger Emigration und schwieriger Lebensverhältnisse als Fremde in einem fremden Land und in einer fremden Kultur nicht resigniert? Warum ist trotz allem ein couragiertes Denken und Handeln der befreiende Widerhall im Leben und Werk Ruth C. Cohns? Ihr und ihrem Lebenswerk zu begegnen, kann die Auseinandersetzung mit dem eigenen Weltverhältnis herausfordern.

H. Rosa geht davon aus, dass die Resonanzverhältnisse des Menschen in der Moderne gestört sind. Für ihn ist die »Moderne [...] verstimmt.«[11] Worin liegt die »Verstimmung«? Ruth C. Cohn würde sie primär darin sehen, dass wir nicht mehr ausreichend tief im Großen und Ganzen der Welt und des Lebens verwurzelt sind, das alle und alles miteinander verbindet: Die Menschen, die Natur, den ganzen Kosmos und was darüber hinausgeht. Das Bewusstsein der »Allverbundenheit«, die das Weltverhältnis der deutsch-jüdischen Migrantin zeitlebens bestimmt hat, ist teilweise abhandengekommen. Die »Verstimmung« der Moderne bezieht sich nicht nur auf das Verhältnis zwischen uns Menschen. Sie kann sich auch auf unsere ökologischen Grundlagen und letztlich auf alles beziehen, was die gemeinsame Existenz von allem im Universum gefährdet oder fördert.

Autoritäre Tendenzen und totalitäres Denken auf dem Vormarsch

Wo nicht mehr die Allverbundenheit, sondern ein ausschließendes Denken das Bewusstsein der Menschen bestimmt, entstehen gesellschaftliche Muster, die – zumindest in Europa – der Vergangenheit anzugehören schienen: Nationalismen, Fundamentalismen, Populismen; alles »-ismen«, die auf ein Entweder–oder hinauslaufen: Wenn du anders denkst und handelst als »wir« und dich unseren Auffassungen schon aufgrund deiner Sprache, Herkunft und Zugehörigkeit nicht anschließen kannst, dann gehörst du nicht zu uns, dann bist du anders, fremd, nicht auf unserem Niveau: So oder ähnlich werden die Ausschlussphrasen begründet.

Vereinfachendes und ausschließendes Denken, welches nicht mehr auf ein Leben in Vielheit und Bezogenheit ausgerichtet ist, wie es dem Menschen grundsätzlich entspricht, finden wir nicht nur in den traditionellen Systemen totaler Herrschaft, dem Stalinismus und dem Nationalsozialismus, wie das Hannah Arendt angenommen hat.[12] Totalitäre Muster, die individuelle und gesellschaftliche Ambivalenzen, die immer mit Vielfalt verbunden sind, so gut es geht ausblenden und die Freiheitsrechte von Menschen tendenziell durch einen Ordnungsstaat ersetzen wollen, beginnen lange bevor sich Systeme totaler Herrschaft etablieren. Sie tauchen bereits dort auf, wo die Ambiguität, das Leben in Vielheit, fremd oder gar bedrohlich geworden ist und alles auf eine letztendlich geschlossene Gesellschaft abzielt, deren Ausschlusstendenzen mit dem Maß an Geschlossenheit anwachsen.

Es ist nicht zu übersehen, dass in manchen europäischen Ländern Tendenzen politisch unterstützt und gefördert werden, die in eine Spaltung der Gesellschaft führen, die den Ausschluss der Fremden und Anderen, notfalls durch neue Sozial- und Ordnungssysteme, zur Folge haben. In einer gespaltenen Gesellschaft, die nicht mehr mit dem menschenrechtlichen Grundkonsens und der Grundsolidarität aller Bürger*innen innerhalb eines Landes bzw. der EU rechnen kann, wird die Frage, wie man mit extremen Gruppen und Bewegungen umgehen kann, immer virulenter.

Jenseits von Strategie und Effizienz?

Wer sich auf das Denken von Ruth C. Cohn und die TZI einlässt, hat damit keineswegs eine schnell wirksame Strategie oder eine effiziente Methode zur Hand, wie man der umgehenden, autoritäre Tendenzen fördernden Angst Herr werden könnte. Die TZI bietet auch kein Rezept, wie man den Klimawandel bewältigen und globale ökonomische Unrechtssysteme generell verändern könnte. Vielmehr wird der einzelne Mensch in eine Bewegung hineingenommen, die ihn Schritt für Schritt, im Bewusstsein der Bezogenheit zu anderen und letztlich im

Bewusstsein der Allverbundenheit, zu sich selbst kommen lässt. Die Bewegtheit beginnt mit der Resonanz, welche die »Therapeutin gegen totalitäres Denken« als Person und mit ihrem Konzept in Menschen auslösen kann. Resonanz fordert die Selbstentscheidung und Selbstverantwortung jedes einzelnen Menschen heraus.

Wenn ich beim Bild der Resonanz bleibe, liegt die »anregende Frequenz« dieses Buches zunächst in der Vergangenheit. Auslöser sind das Leben und Wirken sowie das literarische Werk von Ruth C. Cohn. Sie hat Menschen auf einen beeindruckend eigenständigen und gleichzeitig gemeinschaftsbezogenen Weg gebracht. Gerade deshalb wurden sie und ihr Konzept von manchen Menschen, Institutionen und Organisationen auch abgelehnt. Eigenständigkeit, Selbstentscheidung und Freiheit in Bezogenheit können ja auch Angst machen; speziell in Organisationen und Institutionen wie Schulen, Universitäten, Betrieben und politischen Parteien sowie in religiösen und nicht-religiösen Gemeinschaften.

Der bereits verstorbene Leiter der Schweizer Alternativschule Ecole d'Humanité, Armin Lüthi, der jahrelang mit Ruth C. Cohn zusammengearbeitet hatte, schreibt über den ambivalenten Widerhall, den die Begegnung mit ihr bei ihm ausgelöst hat: »Ich bin lebendiger geworden. Das bedeutet: Ich bin milder und härter, mutiger und vorsichtiger geworden. Ich zwinge mich, klarer zu denken, und wage, tiefer zu fühlen. Ich bin jünger und älter geworden; jünger, indem ich mich weniger hinter einmal erarbeiteten Positionen verschanze, älter, indem mir deutlicher ist, welche Werte ich vertreten will und muß. […] Mein Leben hat sich kompliziert: ein Stück von dem, was ich [als] meine nachtwandlerische Sicherheit empfand, ist mir abhandengekommen.«[13] Wer, wie Armin Lüthi, mit und in Ambivalenzen leben lernt, wird den »Krieg« gegen Fremdenangst, Umweltzerstörung, Ausbeutung der natürlichen Ressourcen nicht gewinnen, den strategisches Handeln zu gewinnen verspricht. Wohl aber hat sie bzw. er sich auf einen, nach Möglichkeit gemeinschaftlichen, Weg begeben, der autoritären Tendenzen radikal entgegensteht.

Resonanz auf den »geistigen« Nachlass

In Büchern und Zeitschriften dokumentiert, auf zahlreiche Medien verstreut, hat Ruth C. Cohn ein beeindruckendes geistiges Erbe hinterlassen. Was bisher nicht bekannt und wissenschaftlich erforscht ist, ist jener Teil des Nachlasses, den meine Frau und ich seit einigen Jahren registrieren und archivieren. Materiell gesehen handelt es sich beim unerschlossenen Erbe um schätzungsweise 80.000 Blätter, die Helga Herrmann und Matthias Kroeger dem Archiv der Humboldt-Universität zu Berlin überantwortet haben. Wenn wir unsere Arbeit abgeschlossen haben werden, wird einer der umfangreichsten, mit Sicherheit aber persönlichsten Nachlässe, den eine deutsch-jüdische Migrantin jemals hinterlassen hat, für Forscher*innen und andere Interessierte zugänglich sein. Eine kritische Gesamtedition des vielfach verstreuten und teilweise unveröffentlichten Werkes von Ruth C. Cohn wäre ein Projekt, das wir anregen, aber nicht mehr zu Ende bringen können. Ein Team von Forscher*innen müsste sich, unter Einwerbung von Forschungsgeldern, diesbezüglich auf den Weg machen.

Doch bereits das Freilegen und Verzeichnen dieses speziellen Nachlasses lässt uns nicht kalt. Wir bringen es nicht fertig, die vielen Dokumente nur materiell-sachlich zu behandeln, wie es die Archivierungsexpert*innen anraten. Im Nachlass finden sich sehr persönliche, tagebuchartige Aufzeichnungen, viele unveröffentlichte Gedichte, detaillierte Berichte aus der Arbeit mit Gruppen, Aufzeichnungen zu Einzeltherapien und Supervisionen, Reden, veröffentlichte und unveröffentlichte Manuskripte, zahlreiche Fotos und die vielen, mehrmals mit Hand verbesserten Entwürfe von Büchern und Artikeln in Zeitschriften. Obwohl unsere Archivierungsarbeit konzentriert geschehen muss, bewegt sie uns immer wieder emotional. Beim Freilegen und Ordnen der Dokumente lachen wir mitunter hell auf oder fühlen uns tief berührt, weil uns die Person, die über die Quellen zugänglich wird, in ihrer unverstellten Menschlichkeit unmittelbar nahekommt. Manche Dokumente begleiten uns bis in den Schlaf hinein.

Das Du und das Sie

Wir sehen die Stöße von Briefen aus aller Welt, besonders aus Amerika und Europa vor uns. Schätzungsweise mehr als 4000 mit Hand oder Schreibmaschine geschriebene Briefe an alle möglichen bekannten und weniger bekannten Menschen ihrer Zeit erzählen vom weiten Kommunikationsfeld dieser berühmt gewordenen Migrantin. Auf mediale, politische, wirtschaftliche oder ökologische Ereignisse, mit denen sie nicht einverstanden war und die sie mitunter differenzierter sah als jene Menschen, die sie in Bewegung gesetzt hatten, reagierte sie spontan. Briefe, die bei Ruth C. Cohn keinen spontanen Nachhall fanden, lagen hingegen lange unbeantwortet auf dem sich wohl kaum jemals verkleinernden Stoß. Im fortgeschrittenen Alter vergaß sie aber auch einfach zurückzuschreiben, sodass viele Briefe beginnen: »Ich weiß nicht, ob ich Dir schon geantwortet habe.«

Während bei den englischsprachigen Briefen die Anrede durch das »You« nicht differenziert wird, musste sich Ruth C. Cohn bei deutschsprachigen Briefen – und das sind die weitaus meisten – zwischen der Anrede »Du« und der Anrede »Sie« entscheiden. Meist wählte sie das Du. Das betrifft auch die Gesprächspartner*innen in den Fernsehsendungen und sonstigen medialen Aufnahmen, die mit Ruth C. Cohn gemacht wurden.[14] Interviews wollte sie nicht geben, weil durch das Fragen und Antworten die Balance in der Kommunikation aus dem Gleichgewicht käme. Das Du und die Anrede mit Vornamen waren ihr schneller zur Hand, als es im deutschen Sprachraum üblich ist. Für sie war das keine ungehörige Anbiederung. Ruth C. Cohn ging davon aus, dass das Sie eine unangemessene Hierarchisierung vor allem zwischen Kindern und Erwachsenen schaffe, der die Kinder machtlos ausgeliefert seien. Erst wenn die Erwachsenen, etwa die Lehrer*innen, zu den Kindern Sie sagen oder umgekehrt die Kinder zu den Erwachsenen Du sagen dürften, sei der Ausgleich hergestellt.[15] Ruth C. Cohn mit Du anzusprechen, wurde allgemein so üblich, dass viele Menschen, die erstmals mit ihr Kontakt suchten, ihre Briefe mit »Liebe Ruth« begannen. Ich habe in meinen ersten Briefen an sie, die ich im Nachlass wiederfand, gesehen, dass ich sie mit »Liebe Ruth« und »Du«

angeredet hatte, obwohl wir uns vorher noch nie begegnet waren. Ich werde auch in diesem Buch Ruth C. Cohn mitunter einfach nur Ruth nennen, weil mir diese Anrede sehr vertraut ist und sie sicherlich damit einverstanden wäre, obwohl ich nicht zu jenem inneren Kreis gehörte, der sich um sie herum gebildet hatte, als sie aus dem amerikanischen Exil nach Europa zurückgekommen war.

Die Resonanzen auf ihr Leben, Werk und Wirken werden so vielfältig sein, wie es die persönlichen Lebensgeschichten, Einstellungen, Werte und Weltanschauungen der Leser*innen dieses Buches sind. Wie die Betrachter*innen eines Gemäldes ganz unterschiedlich auf Formen, Farben und Kompositionen reagieren und dabei ihre jeweils eigene Interpretation entsteht, so geschieht es hoffentlich auch mit den Texten in diesem Buch.

Experientielles Schreiben als Inter-Writing

Ruth C. Cohn, ihr Werk und ihre Wirkungsgeschichte so zu vermitteln, dass sie einen Widerhall im Leben von Leser*innen finden, trifft auch auf ein persönliches Anliegen der Psychotherapeutin. Ruth war ein objektiv-sachlicher Schreibstil, in dem Ich-Aussagen keinen Platz finden, sondern ein anonymes, Objektivität signalisierendes Man die Texte beherrschte fremd. Eine solche Weise des Schreibens war für sie tödlich. Mit objektivierenden »Man-Texten«, denen das Ich der Schreiberin bzw. des Schreibers fehlte, wurde sie besonders während ihrer Gastprofessur an der Clark University (1973) konfrontiert. Sie klagte in ihrem »log-book«, in das sie beinahe täglich lange Eintragungen machte: »It's the writing for ›science‹ that deadnes[s] me [...] while I have so much trouble with the kind of books that quote and define without flesh and blood.«[16] Frei übersetzt meinte sie: »Das wissenschaftliche Schreiben tötet mich. Die Art von Büchern, die ohne Fleisch und Blut zitieren und definieren, machen mir so große Schwierigkeiten.«

Schreiben war für Ruth C. Cohn eine spezifische Weise der Interaktion. Das Inter-Writing, das die Leser*innen in die Interaktion miteinbezieht, wurde in ihrer Schreibwerkstatt als »Zwilling« (twin) der TZI-Prozesse in Gruppen aufgefasst. Im lebendigen Schreib- und Leseprozess ging es darum, in einen Widerhall zu kommen, der sowohl das Denken und Fühlen der Schreiber*innen als auch das der Leser*innen in Bewegung brachte und Resonanz auslöste. Dabei betonte Ruth wiederholt die große Bedeutung der Stille für jeglichen Interaktionsprozess, sei er schriftlich oder mündlich.

Der Nachlass zieht Kreise

Unsere Begegnung mit Ruth C. Cohns Nachlass zieht selbstverständlich Kreise. Wir stoßen auf Dokumente von Menschen, die sie über Jahre umgeben und begleitet haben: ihre Kinder und Enkel, enge Freund*innen und Bekannte, Mitarbeiter*innen und vor allem solche Menschen, die sich mit ihr für eine gerechtere Welt, für Frieden und einen nicht zerstörerischen Umgang mit der Schöpfung couragiert eingesetzt haben. Mit manchen sind auch noch persönliche Gespräche möglich. Erfahrungen aus solchen Begegnungen fließen in dieses Buch ein.

Unsere meistgenutzten Quellen sind die Schriften Ruth C. Cohns. Fast alle Texte der Autorin weisen biografische und/oder zeitgeschichtliche Bezüge, jeweils aus der Erwachsenenperspektive, auf. In diesem Buch finden sich nur begrenzte Zitate aus dem Nachlass, weil eine entsprechende Forschung an diesen Quellen noch aussteht.[17]

Zu Ruth C. Cohn und der von ihr entwickelten TZI gibt es eine umfassende Sekundärliteratur. Die hauptsächlich von meiner Frau in den letzten Jahren erstellte und immer wieder auf den neuesten Stand gebrachte Bibliografie auf der Homepage des Ruth Cohn Institute for TCI-international weist derzeit ca. 2400 Einträge auf:

https://www.ruth-cohn-institute.org/erweiterte-bibliographie.html

Im Gespräch mit der Migrantin, Gesellschaftstherapeutin und Poetin

Die Perspektiven, unter denen wir das Gespräch mit der deutsch-jüdischen Psychotherapeutin und Begründerin der TZI heute suchen können, sind vielfältig. Wir könnten sie als Lyrikerin betrachten, die von Kindheit an bis ins hohe Alter Gedichte schrieb. Wir könnten mit Ruth C. Cohn als lebenslang lernende Psychotherapeutin ins Gespräch kommen, die – angefangen bei ihrer eigenen Lehranalyse – ihre Kompetenz durch neue Therapierichtungen ständig erweiterte. Es wäre möglich mit der Pädagogin zu reden, die dem »Toten Lernen«, in dem nur Lehrstoff vermittelt wird, eine Absage erteilte und eine kreative Form des Lebendigen Lernens entwickelte. Wir könnten die Gesellschaftstherapeutin ins Zentrum rücken, als die sich Ruth C. Cohn zunehmend verstand, oder die Friedenspädagogin, als die sie vielfach geehrt wurde. Interessant wäre auch, mit der alleinerziehenden Mutter von zwei Kindern, mit Ruth als Großmutter und mit ihr als Partnerin und Ehefrau zu »reden«. Da Ruth C. Cohn, wie bereits erwähnt, 2010 hochbetagt verstarb, sind »Gespräche« mit ihr immer Gespräche zwischen damals und heute. Der Thematik dieses Buches entsprechend, habe ich mich entschieden, das Gespräch mit Ruth vorrangig als Migrantin, Gesellschaftstherapeutin und Dichterin zu suchen, ohne die anderen Aspekte völlig auszublenden.

Von den drei Zugängen ist wohl das Gespräch mit der Migrantin gegenwärtig am herausforderndsten. Bekanntlich sind Migrant*innen, je nachdem, aus welcher Sicht man sie betrachtet, entweder Emigrant*innen oder Immigrant*innen. Ruth war beides. In Europa wird viel von Menschen mit Migrationshintergrund gesprochen. Wann und unter welchen Bedingungen der Migrationsstatus endet und Menschen als Einheimische gelten, ist unbestimmt. Insofern ist der Diskurs über Migration mit dem über Heimat und Zugehörigkeit eng verbunden. Wir werden sehen, dass Ruth C. Cohn Fragen nach Migration und Heimat in den unterschiedlichen Lebensphasen verschieden berührten; sie waren jedoch seit ihrer ersten Emigration ständig präsent.

Wenn hier eine einzelne jüdische Migrantin im Zentrum steht, dann soll im Bewusstsein bleiben, dass Migration einen wichtigen Teil in der Kulturgeschichte der Menschheit darstellt. Vielen Menschen ist nicht bewusst, wie wenig weit Migrationserfahrungen in der eigenen Familiengeschichte zurückliegen. Die Migration durch Flucht hat in den letzten Jahren drastisch zugenommen. Laut UNHCR-Bericht 2019 sind erstmals mehr als 70 Millionen Menschen auf der Flucht. Gemäß der Genfer Flüchtlingskonvention haben Menschen, die sich auf der Flucht befinden, Rechte, die anderen Migrant*innen nicht zugestanden werden. Vor allem haben sie das Recht auf Asyl. Im Genfer Abkommen wird als Asylgrund anerkannt, wenn Menschen in ihrem Herkunftsland aufgrund von Religion, Zugehörigkeit zu einer bestimmten Volksgruppe (Ethnie) oder politischer Überzeugung verfolgt werden und deshalb ihr Land verlassen müssen. Öffentlich diskutiert wird, ob die Zuschreibung als Klima- oder Umweltflüchtling oder als Elends- bzw. Wirtschaftsflüchtling einen Asylgrund darstellt. Jedenfalls würde die Verfolgung aus ethnischen und religiösen Gründen, wie sie während des Nationalsozialismus stattfand, die jüdische Migrantin heute zu einer Asylantin gemäß der Flüchtlingskonvention machen.

Wenn wir in den folgenden vier Kapiteln einen Gesprächsraum mit der deutsch-jüdischen Migrantin Ruth C. Cohn öffnen, der den markanten Abschnitten ihres Lebens folgt, dann geschieht das in einem aufgeheizten Asyl- und Migrationskontext. So als ob Ruth unsere heutige Situation vorausgeahnt hätte, schrieb sie bereits 1984 in einem Aufsatz, den sie gemeinsam mit A. Ockel verfasst hatte: »[...] Millionen Verhungernder, Ausgebeuteter, Gefolterter, ins Meer Verstoßener, – Zerstörung der Erde, des Wassers, der Luft, der Lebewesen – ich bin ohnmächtig gegen dieses rollende Menschengeschick, und du auch und du auch und du auch!‹ – Bin ich wirklich ganz ohnmächtig?«[18] Inmitten der Angst, dass alles engagierte Handeln mit und für Menschen umsonst sein und die gefühlte Ohnmacht endgültig den Sieg davontragen könnte, gewann in den verschiedenen Phasen ihres Lebens die Courage zu kleinen Schritten für die Menschlichkeit die Oberhand.

Den selbstverantworteten kleinen Schritten, die nicht selten inmitten von Furcht vor der Übermacht oder dem Misserfolg gegangen werden müssen, misst Ruth C. Cohn eine entscheidende Bedeutung zu. Sie können weltbewegend sein, wenn sie gemeinsam gegangen werden. Wer denkt dabei nicht an das junge Mädchen mit den Zöpfen, an die überzeugende schwedische »Schulschwänzerin« Greta Thunberg, die mit ihrem konsequenten Nachfragen und Handeln Tausende von Jugendlichen zum Protest gegen die Zerstörung unserer ökologischen Grundlagen auf die Straße gebracht und einen Umdenkprozess im Zusammenhang mit dem Klimadesaster ausgelöst hat, in dem Europa und die Welt stecken. Im couragierten Leben der Migrantin Ruth C. Cohn zeigen sich – durch viele Brüche hindurch – Hoffnungspotenziale, die in der gegenwärtigen individuellen, gemeinschaftlichen und politisch-gesellschaftlichen Situation, in der wir Menschen heute leben und uns engagieren, Mut geben können.

Die Idee, dass sich das Leben Ruth C. Cohns dramatisch entfaltet und bei den Leser*innen eine zeitkritische und ermutigende Resonanz finden kann, stammt aus einem TZI–Workshop in Indien, den ich mit meinem muslimischen Kollegen Hafiz Muhamad 2019 in Calicut geleitet habe. Weil die meisten Inder*innen gute Darsteller*innen sind und sehr gerne spielen, näherten wir uns dem Leben Ruth C. Cohns szenisch. Dabei ging es nicht um eine detaillierte Inszenierung des faktischen Lebenslaufs. Vielmehr stand die Resonanz, die das Leben dieser »bunten« Frau bei den indischen Kolleg*innen heute auslöste, im Mittelpunkt des Geschehens. In den Austauschphasen zwischen den gespielten Szenen wurde deutlich, wie tief die Teilnehmer*innen in das Leben der Migrantin eingetaucht waren und wie sehr sie das Spiel für eine anteilnehmende und kritische Zeitgenossenschaft in ihrem eigenen Land sensibilisierte.

Eine Szene ist mir in besonderer Erinnerung geblieben, weil sie mich zu Tränen gerührt hatte: Ruth C. Cohn liegt auf dem Totenbett.

Sie ist in Tücher eingehüllt, wie es in Indien sowohl bei den Hindus als auch bei den Muslimen Brauch ist. Die Tote ist »inkulturiert«. Ein junger Inder hält eine Trauerrede, die in manchen Passagen der Rede von Matthias Kroeger ähnlich war, die dieser bei der Verabschiedung von Ruth tatsächlich gehalten hat.[19] Das »Gespräch« mit Ruth C. Cohn über ihr Leben und ihre Zeit und das szenische Spiel hatte in den Beteiligten einen Widerhall gefunden, der uns unmittelbar in die gegenwärtigen gesellschaftspolitischen Auseinandersetzungen in Indien hineinführte.

In den folgenden vier Kapiteln ist die Frage leitend, was Ruth C. Cohn couragiert handeln ließ. Welche Erfahrungen in ihrem Leben haben sie zu einer »Therapeutin gegen totalitäres Denken« werden lassen und welche Resonanz kann das in meiner/unserer gegenwärtigen Situation auslösen? Um das zu erkunden begeben wir uns auf Schauplätze, an denen sich das Leben von Ruth C. Cohn abgespielt haben mag. Wir lesen Gedichte. Wir suchen die Begegnung mit Menschen, mit denen sie in enger Beziehung stand und im Austausch war. Wir befragen die zahlreichen Quellen, was sie uns erschließen können. Wir eröffnen das Gespräch zwischen damals und heute.

Das »Berliner Kind«

Berlin[20] (1912 bis 1933):
Von der Geburt bis zum 21. Lebensjahr

Ich bin ein Berliner Kind
So wie halt Berliner sind
Kesse Lippe
Doch das Herz am rechten Fleck
Ich bin ein Berliner Kind
Darum weiss ich eins bestimmt
Ich geh nie im Leben wirklich von dort weg ...
(Auszug aus Katja Ebsteins Song »Ich bin ein Berliner Kind«)[21]

Das jüdische »Berliner Kind«, Ruth Charlotte Hirschfeld, die spätere
Ruth C. Cohn, verließ am 31.3.1933 Berlin; keineswegs freiwillig.
Nach eigenen Angaben hatte sie als Studentin Adolf Hitlers Buch
»Mein Kampf« gelesen. So ahnte sie, was den Juden bevorstehen
würde, und nahm es, im Gegensatz zu vielen anderen deutsch-jüdi-
schen Mitbürger*innen, todernst. Von der Lyrikerin, die bereits im
Alter von sieben Jahren begann, Gedichte zu schreiben, gibt es zwei
Gedichte aus den 1930er-Jahren, die wohl mit ihrem Migrations-
schicksal zusammenhängen. Sie tragen die Titel »Sterntalerkind« und
»Wunderkind« und bilden einen Kontrast zu Katja Ebsteins Song vom
»Berliner Kind«.

Anders als das beheimatete »Berliner Kind«, das »nie im Leben von
dort weggehen wird«, ist das »Sterntalerkind« in den Hausmärchen
der Brüder Grimm ein Waisenkind, das von zu Hause wegläuft. Außer

einem Stück Brot besitzt es nichts. Leicht bekleidet geht es in die Welt hinaus. Unterwegs verschenkt es sein Brot, dann seine Mütze, sein Leibchen, sein Röckchen und schließlich sein Hemdchen an Bedürftige. Da fallen die Sterne als Silbertaler vom Nachthimmel. Mit dem neuen Leinenhemdchen, das es nun anhat, sammelt es die vom Himmel gefallenen Silbertaler. Ist das »Sterntalerkind« eine Vorahnung auf das Leben, das dem jüdischen »Berliner Kind« Ruth Charlotte Hirschfeld bevorsteht?

Sterntalerkind

Sterntalerkind stand still.
Es strich mit den Händen über sein Haar
und über den Leib, wo kein Hemd mehr war.
Jetzt lief es nicht weiter. Jetzt hatte es Zeit.
Es sah nach oben; ein funkelndes Kleid
Senkt sich ihm sorgsam um Schultern und Blick –
Aus fallenden Tüchern mit goldnem Gestick.[22]

Das Wunderkind

Ein Bächlein sprang von Stein zu Stein:
»Bald werde ich gross und grösser sein.
Heut trag ich nicht mal einen Kahn,
Doch bald bin ich ein Ozean!«
Im Hochgebirge regnet's viel,
Zum Strome werden war ein Spiel.
Doch als das Flachland ihn begrüsste,
Verschwand der Strom im Sand der Wüste.[23]

Das »Wunderkind« im zweiten Gedicht ist voller Lebenslust, Leichtigkeit, Kraft und Optimismus. Das von Stein zu Stein springende Bächlein wird immer größer werden, es wird einen Kahn tragen können und schließlich als Strom im großen Ozean münden. Doch es kommt anders: Im Flachland versiegt der Strom im Sand der Wüste. Ist es ein Hinweis auf die Ohnmacht, welche die lebensfrohe, lebendige und optimistische Ruth im »flachen Land« fortschreitender totalitärer Herrschaft in Deutschland erfahren musste? Wir wissen es nicht.

Das dritte Gedicht, »Erzählung einer jungen Arbeitslosen«[24], ebenfalls vor ihrer Emigration aus Deutschland geschrieben, bezieht sich auf Ruths Engagement in der »Zentralstelle für private Fürsorge«, in der sich die Jugendliche aus bürgerlichem Haus engagierte und wo sie das Elend der Wirtschaftskrise, der Arbeitslosigkeit und Armut erlebte.[25] Möglicherweise spielte für das frühe soziale Engagement die Verbindung mit einem Onkel mütterlicherseits eine Rolle. Er leitete eine Einrichtung für mittellose und pflegebedürftige Juden. In diesem Gedicht hören wir auch Ruths Berliner Originalton.

Eemal haa'k mer ooch schon jedacht:
«Nu hälste's nicht mehr aus»
un da haa'k mer fortjemacht
aus'n Haus
un bin wie toll immer weita jeloofen
irgenwohin, um'n Strick oder sowat zu koofen –
denn wovon soll mer nu wirklich lebn
Denn wovon Vattern keene Arbeet nich hat
Un unsereen tut keen Mensch nich wat jebn
Un von so'n Stück Brot wer'n fünf Kinda nich satt!?
Von det ville Loofen bin ick denn müde jewesen
un setzte mer hin uf ne Bank
un wollte jleech wieda jehn
Da sitz nebn mir'n Mann
un is bein Lesen
un sart nur:
«Aeh nee, is det scheen.”
Det Buch hat er mir denn ooch mal jejebn,
Un et stand so ville drin
Von'n janz andres und scheenres Lebn
Als ick's jewehnt bin. –
Denn jing de Olle.
Ick hab noch jesessn –

29

Uf eemal war's dunkel
  un icke kalt
un schliesslick hatt ick ooch Hunger nach Essen
un dachte halt:
»Wenn ick ooch jetz in Not bin
Valleicht kommt doch mal 'ne bessre Zeit
un et wär schade,
  wenn ick denn tot bin
wenn's denn wirklich so weit.«
So jing ick denn wieda zu Hause bei Muttern
— die hatte sich schon sehr jebangt
un sagte nur: »Nimm Dr zu futtern
wie's langt.«
Un jetzt jeht's ebent weiter mit'n Pfandhaus
un Pumpen
— Bis zum Halse steht ee'm der janze Dreck –
Ick schrubbe die Jöhren un flicke Lumpen –
Un so'n Stück Strick looft mer ja ooch nich weg.

Die Hirschfeld-Tochter in ihrer Zeit

Ruth C. Cohns biografischer Hintergrund[26] führt uns in eine bürger-
liche Familie deutscher Juden in Berlin. Seit mehr als 1700 Jahren leben Juden in Mittel-, Süd- und Osteuropa. Sie waren immer eine
ethnische und religiöse Minderheit. Zu Beginn des 20. Jahrhunderts
waren fast drei Viertel der 11 Millionen Juden Europas in den drei
großen Vielvölkerstaaten der Doppelmonarchie Österreich–Ungarn,
dem russischen Zarenreich und dem Osmanischen Reich beheimatet.
In Deutschland gab es ihnen gegenüber Epochen von Toleranz, aber
auch von Verfolgung und antisemitischer Gewalt, die in der Schoah
ihren Höhepunkt fand. Doch davon war die Hirschfeld-Tochter bei
ihrer Geburt noch nicht betroffen.

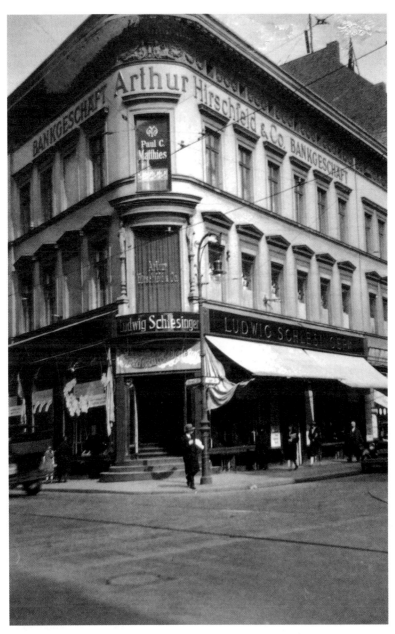

Abb. 2: Das Bankgeschäft Arthur Hirschfeld & Co. (1927–1930) in Berlin, Oberwallstraße 12/13.
Foto: M. Sch. aus dem Hirschfeld-Album, 17. 4. 2019 bei H. Herrmann, Düsseldorf.

Ruth erblickte am 27. 8. 1912 in der Familie Hirschfeld das Licht der Welt. Sie wurde Ruth Charlotte genannt und hatte einen um zweidreiviertel Jahre älteren Bruder mit dem Namen Karl Ernst (geb. am 13. 12. 1909). Ruth wurde von ihrer Mutter gestillt, was bei ihrem Bruder, der als Siebenmonatskind zur Welt kam, nicht der Fall gewesen war.[27] Über die Rolle ihrer Mutter in ihrer frühen Kindheit erzählt sie: »Ich glaube, daß meine Mutter jemand war, der am liebsten seine Kinder allein erzogen hätte. Aber da sie wirklich angepaßt war, in einem gesellschaftlichen Umfeld lebte, in dem man meinte, daß man für Kinder jemand Spezielles brauchte, war ihr das nicht möglich.«[28] Ruth und ihr Bruder hatten immer ein »Kinderfräulein« oder eine Erzieherin.

Die Zeit, in der Ruth Kind war, war in Deutschland vom Ersten Weltkrieg und dem ökonomischen Zusammenbruch in der Weltwirtschaftskrise überschattet. Da der Vater in der Bankenbranche tätig war und später eine eigene Bank, die Hirschfeld-Bank besaß, könnte man eine starke Betroffenheit der Familie vom wirtschaftlichen Desaster vermuten. Wegen des frühen Todes seines eigenen Vaters musste Arthur Hirschfeld siebzehnjährig die Schule verlassen, um das Geschäft zu übernehmen. Im Hinblick auf die finanziellen Verhältnisse der Familie erwähnte Ruth nur, dass sie zunächst in bescheideneren Verhältnissen gelebt hatten, später aber eher luxuriös. Dass sie in einer Neun-Zimmer-Wohnung in Berlin Charlottenburg wohnten, berührte als Jugendliche ihr soziales Gewissen.

Offensichtlich waren die Eltern, speziell der Vater, bestrebt, die Kinder nicht mit Luxus zu überhäufen. Ruth erzählt:»In meiner Kinderzeit habe ich nie das Gefühl gehabt, daß wir viel Geld hatten. Wir hatten zwar Dienstmädchen und eine schöne Wohnung, aber wir wurden sehr streng erzogen. Was Taschengeld anging und Geschenke, waren wir sehr sparsam erzogen. Ich glaube, dass die Erziehungsprogramme eher von meinem Vater stammten, als von meiner Mutter. Aber meiner Mutter war die Liebe von und zu meinem Vater wichtiger als alles andere, so daß sie eigentlich viel weniger mit mir zusammen war, als sie es gern wollte. Wie sehr sie das vermißt hat, habe ich erst später gemerkt.«[29]

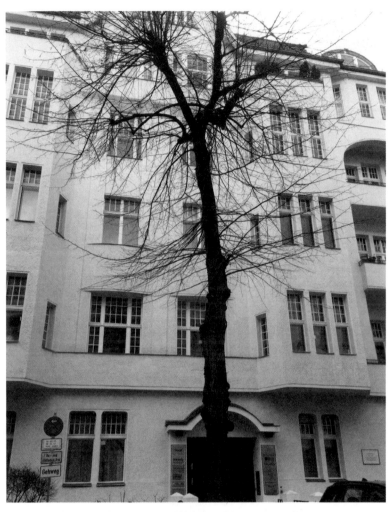

Abb. 3: Das Haus der Familie Hirschfeld heute, Mommsenstraße 55, Berlin-Charlottenburg. Foto: M. Sch. 3. 5. 2017.

Ob die Hirschfelds in einem der zahlreichen Salons verkehrten, wie es damals für wohlhabende Berliner Bürger üblich war, wissen wir nicht. Wohl aber gibt es Berichte von Kaffeekränzchen und vor allem von Hausmusik, zu der auch Musiker von außen kamen, die im Hause Hirschfeld Platz fanden. Jedenfalls ist ein starkes bürgerliches,

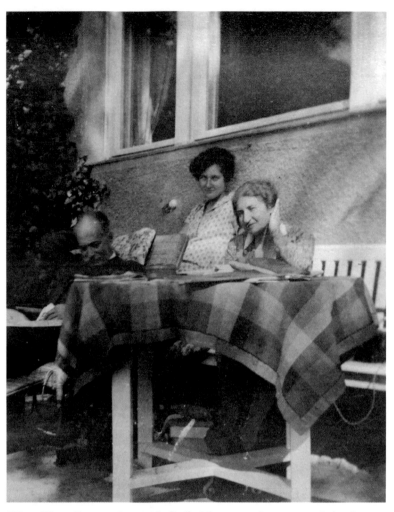

Abb. 4: Dieses Foto wurde 1928 in Berlin-Wannsee aufgenommen. Es ist eines
der wenigen Bilder, auf denen Ruth mit ihrer Mutter zu sehen ist.
Foto: M. Sch. aus dem Hirschfeld-Album, 17. 4. 2019 bei H. Herrmann, Düsseldorf.

»deutsch« geprägtes Selbstverständnis der Familie Hirschfeld erkennbar.[30] »Wir sind zuerst Deutsche und dann Juden«, pflegte Ruths Vater
zu sagen.

Ruth Charlotte

Die Wahl des doppelten Vornamens »Ruth Charlotte« bringt Typisches und Untypisches der Hirschfeld-Familie zu Tage. Im Stammbaum, den wir mütterlicherseits bis 1716 zurückverfolgen können, ist ersichtlich, dass weder der hebräische Vorname Ruth noch der deutsche Vorname Charlotte eine Analogie in der Namenstradition der Familie findet. Der Vorname Charlotte war zurzeit von Ruths Geburt in Deutschland äußerst populär. In Verbindung mit Sophie Charlotte von Hannover, Kurfürstin von Brandenburg und Königin von Preußen (1668–1705), Gattin Friedrichs I., verkörperte er angestammte preußische Identität. Vermutlich verwendete die spätere Ruth C. Cohn – mit einigen Ausnahmen – ihren deutschen Vornamen Charlotte nach der Schoah gerade deshalb nur noch abgekürzt, weil er sie an ihre deutsche Identität erinnerte, die bei den Hirschfelds gepflegt worden war und mit der Nazidiktatur und der damit verbundenen Emigration ein jähes und bitteres Ende gefunden hatte.

Demgegenüber identifizierte sich Ruth mit ihrem jüdischen Vornamen gerne. Sie verband ihn »mit biblischen Gefühlen, Gedanken. R.[uth] folgt nicht der Schwiegermutter, sondern der jüdischen Idee, des jüdischen einzelnen [einzigen?] Gottes.« Die Namensträgerin fand es »sympathischer, daß sie [die biblische Ruth] der jüd.[ischen] Idee folgt, mehr als der Schwiegermutter.«[31]

Die Eltern

Ruths rheinländische Mutter Elisabeth Heiden-Heimer war fünfundzwanzig und ihr preußischer Vater Arthur Hirschfeld 35 Jahre alt, als sie am 14. 9. 1908 in der Mainzer Synagoge heirateten.

Die Synagoge, in der die Hirschfelds heirateten, wurde in der Pogromnacht vom 9. auf den 10. 11. 1938 geplündert und von den Nazis niedergebrannt. Wie Ruth im Gespräch mit Ingrid Wiltmann betonte, hatte »die Mutter den Vater« geheiratet: »Sie haben sich im Winter auf

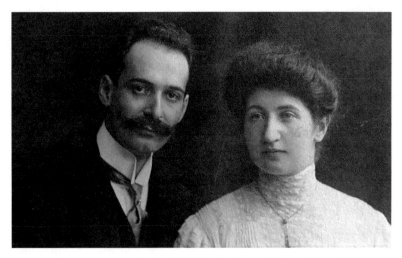

Abb. 5: Hochzeitsfoto von Elisabeth Heiden-Heimer und Arthur Hirschfeld,
Ruths Eltern.
Foto: M. Sch. aus dem Hirschfeld-Album, 17.4.2019 bei H. Herrmann, Düsseldorf.

dem ›Alpenball‹ in Mainz kennengelernt. Mein Vater sagte, meine
Mutter war ein entzückendes Gänsemädchen, und sie sagte, er war ein
großartiger Offizier.«[32]

Man kann Vermutungen darüber anstellen, warum der »groß-
artige Offizier« mit hoher Wahrscheinlichkeit nicht im Ersten Weltkrieg diente. Möglicherweise lag der Grund an seinem Alter – er war
bei Ausbruch des Ersten Weltkrieges um die Vierzig – oder der ge-
schäftlichen Unabkömmlichkeit. Die Abstinenz des Vaters bei der Erziehung der Kinder, die Ruth öfter beklagte, bringt sie jedenfalls an
keiner Stelle mit einem Kriegsdienst in Zusammenhang. Auch auf den
Fotos aus der frühen Kinderzeit ist der Vater stets präsent.

In Ruths Erinnerung hatten die Eltern nie Streit. »Sie haben sich
sehr geliebt«[33], erzählt sie. Ruths Elternhaus, das sich zwischen Kunst
und Kommerz bewegte, war nach ihrem eigenen Empfinden von einer
liebevollen Atmosphäre geprägt, wie sich das nach ihrer Überzeugung
für Eltern auch gehörte. Ruths Vater war ernst und konnte mit Kindern wenig anfangen. Demgemäß bezogen sich Ruths Erinnerung
an ihre Kindheit mehr auf ihr Verhältnis zur Mutter als zum Vater.

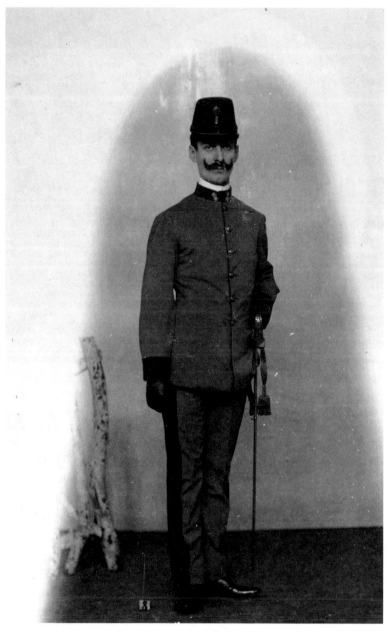

Abb. 6 zeigt den strammen, »großartigen« Offizier Arthur Hirschfeld 1905 auf dem »Alpenball« in Mainz.
Foto: M. Sch. aus dem Hirschfeld-Album, 17. 4. 2019 bei H. Herrmann, Düsseldorf.

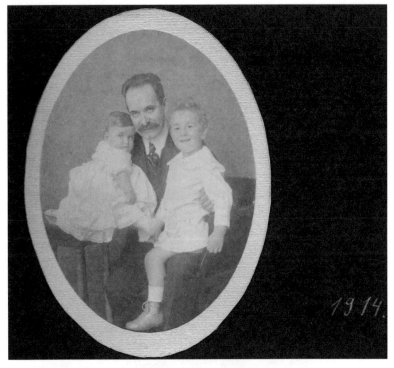

Abb. 7: Arthur Hirschfeld mit Ruth Charlotte als Kleinkind und ihrem älteren Bruder, Karl Ernst, genannt Charles.
Foto: M. Sch. aus dem Hirschfeld-Album, 17. 4. 2019 bei H. Herrmann, Düsseldorf.

Als Ruth 15 oder 16 Jahre alt war kaufte der Vater ein Buch über Adoleszenz, um die Tochter besser verstehen zu können. »Was beide Eltern nicht gemacht haben, und ich glaube, das kam im Wesentlichen von meinem Vater, war, daß man Kindern sagt, was man selbst gemacht hat, außer den guten Sachen.«[34]

Immer wieder zog es die Hirschfelds nach Mainz, weil sich die Eltern dort kennengelernt und geheiratet hatten. Ruth erinnert sich, dass sie bereits mit fünf Jahren nach Mainz gefahren sei, wo die Großmutter mütterlicherseits und andere Verwandte lebten. Nach dem Zweiten Weltkrieg holte sie Informationen über die Gräber ihrer Verwandten in Mainz ein. Die Herkunftsfamilie von Ruths Mutter erhielt 1875 vom Großherzog von Hessen die Genehmigung, sich Heiden-Heimer

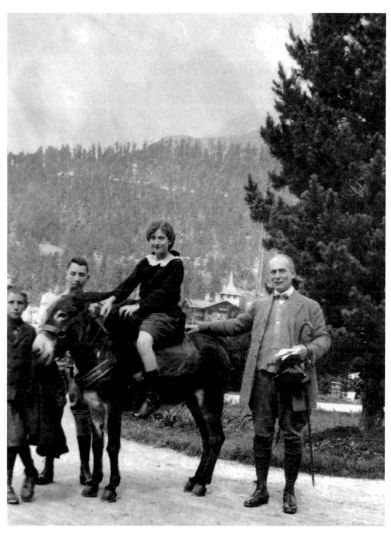

Abb. 8: Arthur Hirschfeld und seine auf einem Esel reitende Tochter Ruth. Wahrscheinlich während eines Urlaubs 1926 in St. Moritz.
Foto: M. Sch. aus dem Hirschfeld-Album, 17. 4. 2019 bei H. Herrmann, Düsseldorf.

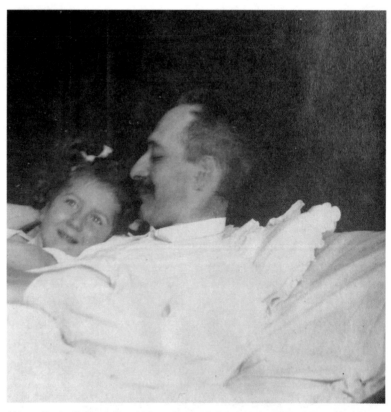

Abb. 9: Ruth allein mit ihrem Vater. Foto: M. Sch. aus dem Hirschfeld-Album,
17.4.2019 bei H. Herrmann, Düsseldorf.

zu nennen; eine Genehmigung, die für Juden in Deutschland zu dieser
Zeit durchaus üblich war. Frühere Vorfahren mütterlicherseits kamen
aus Bayern und Österreich.[35] Die rheinländische Herkunft der Mutter,
ihre Musikalität und Fröhlichkeit, von der Ruth öfters berichtete, fü-
gen sich gut ineinander. Sie war Pianistin, was sie aber, dem Wunsch
ihres Mannes folgend, nicht beruflich ausübte, sondern sich um Kinder und Haushalt kümmerte. Ausflüge erfolgten nicht nur nach
Mainz: Ruth Charlotte erinnert sich, dass sie jährlich einmal mit ihrer
Mutter nach Frankfurt fuhr, um Tante Anna zu besuchen, die mittlere
Schwester von Elisabeth Hirschfeld. Die Tante war Kunstsammlerin,
ihr Mann Richter.

Als Ruth Charlotte siebzehneinhalb Jahre alt war, starb ihr Vater mit 56 Jahren am 4. 1. 1930. Er litt seit einem Jahr an Krebs, was die Ärzte aber der Familie gegenüber verschwiegen hatten. Der Vater erlebte also nicht mehr, dass Ruth 1931 ihr Abitur bestand. E. Zundel schreibt, dass Ruth zunächst um den Vater nicht richtig trauern konnte, weil sie sich so sehr um ihre Mutter gekümmert habe und die Trauer um ihren Vater erst Jahre später kam.[36] Ihre Mutter überlebte Ruths Vater um 26 Jahre. Wir begegnen ihr noch im amerikanischen Exil.

Zwischen Wohnung und Schule

Bis zu Ruths Abitur spielte sich ihr Leben in Berlin-Charlottenburg vorwiegend in der Wohnung der Familie Hirschfeld und in der gegenüberliegenden Schule ab. Auf der Straße spielen, wie es ihr Bruder tat, durfte das Mädchen aus gutem Hause nicht. Aus den Schulakten der Sophie-Charlotte-Oberschule wurde nachträglich bestätigt, dass »Frau Ruth Hirschfeld, geb. am 27. 8. 1912, in der Zeit von Ostern 1918 bis Ostern 1928 die damalige Fürstin-Bismarck-Schule besucht hat.«[37] Im Hinblick auf die Dauer der Schulzeit bis zum Abitur und dem ebenfalls dokumentierten Studienbeginn legt sich aber Ostern 1931 nahe. Auch Texte zu einem von Ruth geschriebenen Theaterstück sprechen für das spätere Datum.

Unter dem Namen Fürstin-Bismarck-Lyceum wurde die spätere Sophie-Charlotte-Oberschule, das heutige Sophie-Charlotte-Gymnasium im Jahr 1857 als höhere Mädchenschule gegründet. Es handelte sich nicht um eine jüdische Schule, sondern sie wurde von christlichen und jüdischen Schülerinnen gemeinsam besucht. Im Gespräch mit I. Wiltmann erzählt Ruth, dass in ihrer Schule mindestens so viele jüdische Mädchen waren wie andere.[38] Ruth freute sich auf die Schule und besuchte sie gerne. Es war keine Rede vom »toten Lernen«, das sie später der Schule und den Universitäten anlasten wird. Antisemitismus fiel Ruth nur bei einem Lehrer – dem Mathematiklehrer – auf.

Dass in der Schule Antisemitismus kaum zu spüren war, mag mit dem jüdischen Direktor und dem aufgeschlossenen Schulklima zusammenhängen.

Ruths Schule besteht heute noch. Das Gebäude in der Sybelstraße war ursprünglich für 1200 Schülerinnen ausgelegt und wurde in den Jahren von 1913 bis 1916 errichtet. Die Schule war also neu, als Ruth in sie eintrat. Sie war für die damalige Zeit modern ausgestattet und hatte bereits naturwissenschaftliche Räume mit Laborplätzen. Eine Turnhalle und eine getäfelte Aula, in der eine Orgel stand, kennzeichneten die großzügige Ausstattung. Ältere Schülerinnen durften den Dachgarten als Pausenaufenthaltsort benutzen. Ab 1919 unterschrieb der jüdische Direktor Dr. Robert Burg, der naturwissenschaftliche Fächer unterrichtete, die ersten Abiturzeugnisse. Möglicherweise war er bereits Direktor, als Ruth 1918 in die Grundschule eintrat. Insgesamt war die Schule für ihren liberalen Erziehungsstil und die konsequente Umsetzung der Reformpläne des Preußischen Kultusministeriums bekannt. Einige Lehrkräfte verstanden sich als entschiedene Reformer. Die Nähe zur elterlichen Wohnung, der jüdische Direktor und die aufgeschlossene Schulkultur mögen Ruths Eltern veranlasst haben, sie gerade in diese Schule zu schicken.

Doch auch Ruth Charlotte Hirschfelds Schule blieb von der Ausgrenzungspolitik der Nazis nicht verschont. 1939, sechs Jahre nach Ruths Emigration in die Schweiz, wurden alle jüdischen Schülerinnen von der Schule verwiesen und der jüdische Direktor emigrierte im selben Jahr in die USA. Die Schule wurde in den fortschreitenden Kriegsereignissen als Lazarett genützt. Nach Kriegsende wurde sie umbenannt und hieß zwölf Jahre lang Ricarda-Huch-Schule. Im Jahr 1957 gingen die Ricarda-Huch-Schule, die Lietzensee-Schule und die städtische Sophie-Charlotten-Schule in das Sophie-Charlotten-Gymnasium über, in dem heute durchschnittlich 850 Schüler*innen unterrichtet werden.[39]

Geschwisterrivalität und Gerechtigkeit

Bruder Karl Ernst taucht in Ruths Erinnerung an die Kindheit im Zusammenhang von Rivalität und Geschlechtergerechtigkeit auf. Sie erinnert sich, dass sie als Kind gerne ein Junge und so alt wie ihr Bruder gewesen wäre, obwohl dieser im Gegensatz zu ihr vom Vater immer wieder geschlagen wurde. Nur einmal hatte ihre Mutter sie »fast spielerisch« geschlagen.

Gott könne doch nicht so ungerecht sein und sie immer das kleinere Mädchen gegenüber dem älteren Bruder sein lassen. »So war ich felsenfest davon überzeugt, daß ich an meinem sechsten Geburtstag zu einem Jungen und drei Jahre älter werden würde. Ich weiß auch, daß ich dies jemandem erzählte und darüber gelacht wurde. Entsetzen, als ich an meinem sechsten Geburtstag aufwachte und sich nichts an meiner Situation verändert hatte! Nun mußte ich also selbst die Gerechtigkeit in die Hand nehmen: Ich wußte, daß, obwohl die Eltern gerecht waren, ältere Jungen wichtiger sind als jüngere Mädchen! So müßte ich eben in allem besser werden als er, und dann würde *ich* wichtiger sein.«[40]

Körperlichkeit und Sexualität

Als Ruth sechzehn war, entdeckte sie »am Bahnhofskiosk Savigny-Platz in Berlin den Titel eines Buches [...] ›Dein Körper gehört dir!‹ Ich stand da, erschrocken und verzaubert zugleich. – ›Dein Körper gehört dir‹ – dies waren meine ureigensten Gefühle, ausgedrückt in einem revolutionären Appell eines Erwachsenen. Mein Körper hatte mir ›offiziell‹ nicht gehört. Er sollte sich nach Befehlen und Verboten richten.«[41] Ruth erinnert sich später an all die elterlichen Normen, denen sie als Mädchen wie selbstverständlich gefolgt war, speziell wenn es um Sexualität ging. Nacktheit war in der Familie – zumindest ab der Geschlechtsreife – völlig tabu. Wenn sie der Vater nackt sehen würde, so dachte sie, müsste sie »vor Scham sterben«[42]. »›Pfui‹ war der nackte Kinderpopo beim Rumlaufen in der Wohnung; und doch klopfte ihn meine Mutter zärtlich nach dem Bad. Alles war so verwirrend: Einander nackt zu sehen oder gar anzufassen, war meinem Bruder und mir strengstens verboten – seit er Schamhaare hatte, und da war ich wahrscheinlich neun Jahre alt. (Einmal hatten wir das Gebot übertreten, aber ich hatte schreckliche Angst und auch Gewissenbisse dabei).«[43] Wenn ihr Körper tatsächlich ihr gehörte, so fand die junge Ruth, dann müsste sie nicht wie ihre Eltern auf den Hochzeitstag warten, »um das schönste Geheimnis zu erfahren.«[44] Sie müsste aber auch nicht den Stimmen der Jungen folgen, die sie gelegentlich unterschwellig aufforderten, es doch mit ihnen zu tun, weil sie es einmal doch tun werde. »Doch wenn mein Körper wirklich mir gehörte – dann könnte ich tun, was ich wirklich wollte. Und das war: zu warten, bis ich liebte, und dann nicht zu warten.«[45]

»Drei-Tages-Juden«?

Dass Ruth Charlotte einer »anderen« Religion angehörte als die meisten Deutschen, wurde ihr möglicherweise erstmals ausdrücklich bewusst, als ihr der Vater für den Schuleintritt mitgab, dass sie bei der Frage nach der Religion »jüdisch« sagen sollte. Ruth spricht im Nachhinein, wenn es um die religiöse Überzeugung und Praxis in ihrer Herkunftsfamilie geht, von »Drei-Tages-Juden«. Im Gespräch mit I. Wiltmann erzählt sie vor allem von zwei Feiertagen: »Das heißt, an den zwei Tagen Rosh Hashana [Jüdischer Neujahrstag] und Yom Kippur [Versöhnungstag als der höchste jüdische Feiertag], und da gingen wir in die Synagoge. Und meine erste Erinnerung daran [...], ich wollte in die Synagoge gehen. Meine Eltern und mein Bruder gingen schon. Sie wollten mich nicht mitnehmen, ich wäre zu klein, ich würde nicht stillsitzen, ich würde nicht ruhig sein. Dann war ich also zu Hause, ich besinne mich nicht auf das Kinderfräulein, sondern nur, daß ich denen jetzt beweise, ich kann auch beten. Dann habe ich ein weißes Tischtuch herausgenommen und Blumen rausgestellt. Ich konnte nur ein Gebet. Dann habe ich also dieses Gebet den ganzen Abend gebetet, bis sie zurückkamen und ihnen gesagt: ›Ich habe auch gebetet, ich war still.‹ Von diesem Zeitpunkt an durfte ich dann auch in die Synagoge. Das war also meine jüdische Erziehung zu Hause.« [46]

Vaters Bar Mizwa-Rede für den Bruder

In Ruths Nachlass findet sich »Papas Tischrede bei Karl Ernst's Barmizwo« aus dem Jahr 1923.[47] Sie wirft ein etwas anderes Licht auf die religiösen Auffassungen in der Herkunftsfamilie als sie bei »Drei-Tages-Juden« zu erwarten wäre.

Die Tradition der Bar Mizwa beruht auf der jüdischen Tradition, dass Knaben mit dreizehn Jahren religionsmündig werden. Sie dürfen ab dann in der Synagoge aus der Thora lesen und werden zu den »gebetsfähigen« Männern gezählt. Als »Barmizwo« [gewöhnlich Bar Mizwa] war Karl Ernst, wie der Vater betonte, nun ein »Sohn der Pflicht«. Er erinnerte seinen Sohn daran, worauf es allen Religionen ankomme: »Nicht ussere Formen machen die Religion, wenn man diese auch nicht verachten darf, da man ohne sie nicht auskommt, die Hauptsache und der tiefste Sinn aller Religionen ist aber: ein guter Mensch zu sein und ein pflichtgetreuer Mensch.«[48] Das sei für Karl Ernst im bisherigen Leben nicht schwer gewesen. »Aber es wird auch einmal schwerer sein, die Pflichten zu erfüllen, dann wird sich erst zeigen, aus welchem Holz Du geschnitzt bist.«

A. Hirschfeld kam auf die aktuelle Situation zu sprechen: »Es war nie leicht, ein Jude zu sein, es ist es heute weniger denn je. Keine Verleumdung ist zu plump und niedrig, als dass sie nicht gegen die Juden vorgebracht würde, kein Verbrechen so schlimm, als dass man es ihnen nicht andichtete. Beleidigungen, Schmähungen wirst auch Du begegnen, und da kann wohl der Gedanke auftauchen, es sei ein Unglück diesem verfolgten Stamme anzugehören und am Glauben der Vorfahren festzuhalten.«[49] Vor solchen Gedanken schütze die Jahrtausende alte Geschichte der Juden. In ihr zeige sich, » dass sie immer und immer verfolgt und gehetzt wurden, dass sie gleichwohl sich ihren Glauben und ihre Sitten erhalten haben, obwohl sie zerstreut in alle Winde wurden.«[50]

Der Bankier A. Hirschfeld wurde tiefsinnig theologisch, als er seinem Sohn erklärte, was es heiße, ein Jude, ein Sohn der Pflicht zu sein: »Zunächst die Pflicht gegen Gott, den einen und einzigen, den Inbegriff alles Guten und Erhabenen, von einem geistigen Wesen, das wir uns nicht körperlich darstellbar denken und von dem einen Teil jeder Mensch in sich trägt. An ihm [dem Juden] liegt es, ob er das Göttliche oder Gute pflegt oder es verkommen lässt. Diese reine Gotteslehre, die unsere Vorfahren der Welt geschenkt haben, sie war verbunden mit Gesetzen, die noch heute der Inbegriff alles Hohen und Sittlichen sind. Die mizwo, die Pflicht eines jeden Juden war es schon vor Tausenden von Jahren den zehnten Teil seines Verdienstes den Armen, auch den Fremdlingen in ihrer Mitte zu opfern! Die Sabbathfeier ist von allen Kulturnationen zum Schutz der arbeitenden Bevölkerung übernommen worden, wenn sie ihren Namen auch und ihren Tag geändert haben.«[51] Die folgenden Zeilen, die von der kulturellen und sittlichen Überlegenheit der Juden sprechen, wurden interessanterweise in der Rede durchgestrichen. Vielmehr folgt der Appell, auf die jüdische Abstammung stolz, aber nicht »überhebend« zu sein. »Verfalle nie in den Fehler, den heutzutage alle Nationen haben, sich den andern als in jeder Beziehung überlegen zu betrachten; jedes Volk glaubt heute, bei ihm sei allein die wahre Kultur! Wohin solch Dünkel führt, das sehen wir ja leider alle Tage. [...] Sei und bleibe also allezeit ein treuer Jude!«[52]

Der Abschluss von Arthur Hirschfelds Rede an seinen Sohn ist wie ein geschichtsträchtiger Segen: »›Werde glücklich und mache glücklich!‹ Dazu gebe Dir der allmächtige Gott die Kraft der Gesundheit des Körpers und des Geistes [...] damit Du Deine Pflicht erfüllen kannst nicht nur gegen das Judentum, sondern auch [...] gegen [...] unser armes so schwer darniederliegendes Vaterland, gegen Deine Eltern, [...], Schwester, vor allem auch gegen Dich selbst, indem Du die Dir verliehenen guten Anlagen nicht verkümmern lässt, sondern sie pflegst und

Du zu unserer aller Freude zu einem guten, tüchtigen, glücklichen Menschen heranwächst.«[53]

Die damals zehnjährige Ruth Charlotte war wohl von der Tischrede ihres Vaters beeindruckt. Wir wissen nicht, ob sie selbst oder ihre Mutter die Rede abschrieb; jedenfalls hatte sie die Bar-Mizwa-Rede ihres Vaters über alle Stationen ihrer Migration hindurch aufbewahrt.

Bat Mizwa für Mädchen?

Obwohl Mädchen – zumindest im Reformjudentum – in einem ähnlichen Übergangsritus, in der Regel mit zwölf Jahren, zur Bat Mizwa (»Tochter der Pflicht«) werden, ist eine solche Feier für Ruth Charlotte nicht bekannt und war wohl in der Familie bzw. in der Synagoge, der sich die Hirschfelds zugehörig wussten, nicht üblich. Zwei Generationen später, nämlich zur Bat Mizwa[54] von Ruths Enkelin Elizabeth, liegt eine Einladung (in der Schreibweise Bat Mitzvah) vor. In Ruths Erinnerung wurden ihr die zentralen jüdischen Riten und Gebräuche erst auf einem zweimonatigen Genesungsaufenthalt im Kinderheim der Zionsloge in Norderney zugänglich: »Da habe ich alles kennengelernt, was ich bis dahin nicht kannte. Den Freitagabend, und überhaupt ein bißchen vom Judentum. Den Zionismus habe ich kennengelernt, als ich 15 war. Ich bin einmal zu den zionistischen Schülern gegangen, die fand ich unmöglich«, erzählt sie im Gespräch mit I. Wiltmann.[55]

Kindliche Gottesbeziehung

Neben den Erfahrungen mit der »offiziellen« Religion erwähnt Ruth häufiger ihre kindliche Gottesbeziehung. Zumindest in der Vorschulzeit sprach sie »viel intimer mit Gott als mit irgendeinem Menschen«.[56] Als ihr Bruder zum abendlichen Gebet mit Ruth im Gitterbett lag, wollte er nicht beten und schnitt Fratzen: »Ich erwarte, daß Gott meinen Bruder schrecklich strafen wird. Es geschieht nichts. Meine Mutter bleibt nur entsetzt. ›Was ist denn mit Gott? Hat er es nicht gesehen?‹«[57] Als Kind sieht Ruth in Gott vor allem einen, der gerecht ist, wie auch die Eltern gerecht sind.

Auch aus der Grundschulzeit tauchen Bilder auf, die mit Gerechtigkeit zu tun haben. Warum sind manche Mitschülerinnen so arm, werden von den Eltern geschlagen und »stinken« wenn sie in die Schule kommen? »Diese Mädchen sind mir fremd, und doch fühle ich mich zu ihnen hingezogen. Es ist, als hätte ich ein schlechtes Gewissen, das ich ausgleichen muß.«[58] Von den Eltern wusste Ruth, dass Juden und Christen gleich gut und gleich schlecht sind. »Es kommt darauf an, Gutes zu tun.«[59] Und doch gab es Unterschiede: »Wenn der Herr Schulze etwas Böses tut, sagt man: ›Herr Schulze ist böse.‹ Wenn der Herr Levy etwas Böses tut, sagt man, es seien die Juden. Darum müßt *ihr* immer gut sein«, pflegte der Vater zu sagen.«[60]

Zweifel an der Gerechtigkeit und Wahrhaftigkeit der Erwachsenen

Je älter Ruth wurde, umso größer wurden ihre »Zweifel an der Gerechtigkeit und Wahrheitsliebe der Erwachsenen. Warum soll ich denn nicht wissen, was wahr ist, zum Beispiel über ›Geburt‹? Mama sagt mir wahrheitsgemäß, daß ich in ihrem Bett geboren wurde; jedoch sie antwortet, als ich weiterfrage, wo *sie* denn gewesen sei: ›Am Schreibtisch‹; sie habe mich schreien hören.«[61]

In der Pubertät drehten sich die Zweifel an den Erwachsenen vor allem um Sexualität und soziale Gerechtigkeit: Warum sollte Sexualität nur in die Ehe gehören? Konnte Sexualität außerhalb der Ehe schlecht sein, wenn sie innerhalb der Ehe gut war? »Das glaube ich einfach nicht! Ich glaube, daß Sexualität gut ist, wenn man einander liebt.«[62] Ruth Charlotte hat noch die Drohung ihres Vaters im Ohr: »Ein Mädchen, das so etwas tut, kommt auf die schiefe Ebene.«[63] Sie lehnte Vaters Sexualmoral ab. Doch besonders nach seinem frühen Tod beschäftigte sie sich jahrelang mit seinen Ansichten. Vor allem die soziale Ungerechtigkeit in der Familie wurde Ruth Charlotte zum Problem. Warum mussten die beiden Dienstmädchen angesichts einer Neun-Zimmer-Wohnung, welche die Familie Hirschfeld bewohnte, in *einem* Zimmer wohnen? Das Zimmer der Dienstmädchen war nur ein Drittel so groß wie das von Ruth, und darin war auch noch ein Klo eingebaut. »Ich bin enttäuscht über die Eltern, den Hauswirt, über soziale und ökonomische Ungerechtigkeit. Warum sagen die Angestellten ›Gnä' Frau‹ zu meiner Mutter, und sie sagt ›Marie‹ und ›Rosa‹ zu ihnen?«[64] Das ausgeprägte soziale Empfinden der Tochter einer gutsituierten bürgerlichen Familie und ihre Sensibilität im Hinblick auf ungerechte gesellschaftliche Strukturen, die sie das ganze Leben über begleiten, werden bereits in ihrer Jugend sichtbar.

Das Sprachtalent

An vielen Stellen weist Ruth darauf hin, dass sie sich von Kindheit an zur Lyrikerin berufen fühlte und daraus zunächst auch einen Beruf machen wollte. Wie bereits erwähnt, schrieb sie von sieben Jahren an Gedichte. Edith Zundel nennt als Ruths »erste schriftstellerische Leistung«[65], dass sie in einer Kinderzeitung den Prinzen Gautama Siddharta darstellte, der das Schloss seiner Eltern verlässt, um das Leid der Menschen zu erfahren. Er wurde zum Buddha. In viel späteren Jahren setzte sich Ruth C. Cohn erneut mit östlichen Religionen auseinander.

In ihrer »adoleszenten Zeit« traf Ruth »die erste wichtige Lehrerin.«[66] Für Ruth sah diese aus »wie eine alte Urgroßmutter«. Die jugendliche Ruth liebte sie dennoch heiß, »weil sie Gedichte las und weil sie Literatur las, und weil ich das Gefühl hatte, daß sie mich sehr liebt, weil ich auch Gedichte anfing zu lieben und schöne Aufsätze schrieb, vorher und nachher.«[67] Die erwachsenen Menschen, denen sich Ruth zugehörig fühlte, sind nicht in erster Linie die Eltern, »die liebe ich und die lieben mich, aber die eigentlichen Menschen, die so sind wie ich, sind die Dichter.«[68] Die »Erwachsenen« hatten ihr ausgeredet, Lyrikerin zu werden, weil man davon nicht leben könne. Trotzdem begleiten Gedichte Ruths ganzes Leben. In ihnen kommt der Widerhall aus den wechselvollen Zeiten ihres Lebens wohl am authentischsten zur Sprache.

Von Ruth C. Cohn liegen zwei Gedichtbände vor.[69] Außerdem ein »Wisconsin Poetry Magazine«[70´], in dem sie zahlreiche Gedichte unter dem Pseudonym »Eve Amat« veröffentlicht hat. Im Nachlass finden sich weitere unveröffentlichte Gedichte aus dem amerikanischen Exil. Ihr Sohn Peter hat mir beim Besuch in Denver eine Mappe mit englischsprachigen Gedichten übergeben. Ruths zweiter Mann mit dem Künstlernamen »GUS« (Gustav Adolf Woltmann) hat zu einigen von Ruths Gedichten »Linoleum Cuts« angefertigt. Bisher entdeckten wir ca. 85 unveröffentlichte Gedichte. Nach dem derzeitigen Stand unseres Wissens schrieb Ruth im Laufe ihres Lebens etwa 200 Gedichte.

Begeisterung für Goethe

Der erste »richtige« Auszug aus dem Elternhaus erfolgte nach dem frühen Tod des Vaters und nach dem Abitur. Ruth übersiedelte noch im Sommersemester 1931 nach Heidelberg, um dort Nationalökonomie und Literatur zu studieren. An einer Universität zu studieren, war für eine junge Frau damals noch nicht selbstverständlich. Ruth entdeckte bald, dass das Studium der Nationalökonomie, das sie auf Anraten »Erwachsener« aufgenommen hatte, nicht das ihre war. Deshalb konzentrierte sie sich auf Literatur und hörte den Goethespezialisten Friedrich Gundolf (eigentlich Friedrich Leopold Gundelfinger), von dem sie begeistert war: »Er lehrte an der Universität Heidelberg, war damals der beste Goethe-Kenner und bekannt durch seine hervorragende Goethe-Biografie. Die las ich, als ich neunzehn war. Da wusste ich: Ich studiere Literatur. Sechs Wochen nachdem ich das Studium begonnen hatte, starb Gundolf, und ich war sehr traurig.«[71]

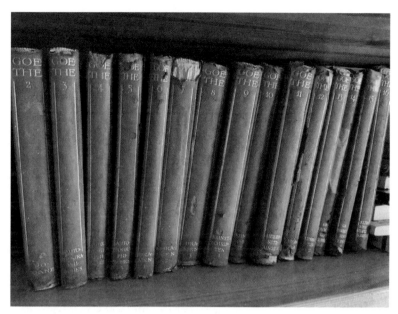

Abb. 10: Die viel gelesene Goetheausgabe Ruth C. Cohns.
Foto: M. Sch., 17.4.2019 im Haus v. H. Herrmann.

Für Goethe konnte sich Ruth zeitlebens begeistern. Ihre abgegriffene Goetheausgabe überstand alle Stationen der Emigration und kann heute noch betrachtet werden.

Wie wir entdeckt haben, hatte die Begeisterung für den Goethespezialisten Gundolf auch eine Schattenseite, die Ruth beim Loblied auf ihren Lehrer wohl nicht bewusst war. 1921 war einer von Gundolfs Studenten Joseph Goebbels, der spätere Propagandaminister Hitlers, der Gundolf ebenfalls verehrte. Goebbels schrieb seine Dissertation unter der Begleitung von Max Freiherr von Waldberg, der Gundolf nahestand: Zu welch gegensätzlichen Einsichten die Auseinandersetzung mit einem Autor und die Verehrung für denselben Lehrer doch führen konnte.

Gundolf war tot und Ruth Charlotte Hirschfeld setzte ihr Studium im zweiten Semester an der Humboldt-Universität zu Berlin fort. Dort belegte sie »Psychologie (Gestalt), Literatur, Journalismus, Philosophie«.[72]

Psychotherapie – der große Wunsch

Für Ruths weitere Studien und die Berufswahl war wohl die Begegnung mit der Mutter ihres ersten Freundes im Jahr 1932, die Psychoanalytikerin war, ausschlaggebend. Von ihr hörte sie erstmals das Wort Psychoanalyse und von den Möglichkeiten, die dieser Beruf in der Begleitung von Menschen bot. Daraufhin entschloss sich Ruth, diesen Berufsweg einzuschlagen, unabhängig davon, ob sie den Freund heiraten würde oder nicht. Im Nachhinein erinnerte sie sich daran, dass sie bereits als Kind ihr erstes »psychotherapeutisches Erlebnis« hatte, und zwar mit einer Freundin aus Dresden, mit der sie in einem Kinderheim an der Nordsee war.

Es war noch vor ihrem neunten Geburtstag. Die beiden »beichteten« einander ihre größten Schwächen, für die sie sich vor allem vor den Eltern schämten. Nach ihrer Rückkehr aus den Ferien unterstützten sie sich gegenseitig darin, nicht mehr zu tun, was sie als böse ansahen. Die frühe Freundin war Elisabeth Tomalin. Die Freundschaft der beiden hielt ein Leben lang. Elisabeth Tomalin verstarb fast hundertjährig am 8. 3. 2012 in London.

Der Kreis wird enger

Während der Schulzeit erfuhr Ruth Charlotte Hirschfeld keine direkten antisemitischen Ausgrenzungen. Wohl gab ihr zu denken, dass die Juden am Tod Jesu schuld sein sollten, was christliche Mitschülerinnen behaupteten. Nach ihrer Rückkehr an die Humboldt-Universität zu Berlin[73] wurde Ruth allerdings unmittelbar mit dem nationalsozialistischen Antisemitismus konfrontiert: Die nationalsozialistisch eingestellten Kommilitonen hatten ihrem Freund Prügel angedroht, wenn er sich nochmals mit diesem »Judenmädchen« sehen ließe.

Einen schockierenden Eindruck hinterließ bei Ruth der bekannte Ethikprofessor Nicolai Hartmann, der dem Treiben der Nazis schweigend zusah und sie gewähren ließ. Nachdem diese jüdische Studenten aus der Vorlesung hinausgetrieben hatten, gebot er, die Türen wieder zu schließen und setzte ohne jeglichen Kommentar seine Vorlesung fort. Gerade durch solche Szenen mag Ruths spätere Frage nach der Courage angestoßen worden sein. »Die Stimmung in Deutschland gegenüber Juden war schon recht feindlich«[74], konstatierte sie im Zusammenhang mit ihrer bevorstehenden Emigration. »Das Motiv für meine Ausreise war die zunehmende Schwierigkeit, als Jüdin in Deutschland zu leben. Von Dachau wussten wir schon, und seit dem Januar 1933 war es für mich unmöglich geworden, in Berlin weiterzustudieren.«[75]

Bei Ruth Charlotte Hirschfeld kamen auch politische Motive hinzu, die sie zur Emigration bewegten. Sie hatte Berlin in den wilden 1920er-Jahren erlebt: »Man konnte in unserem Alter nur entweder Kommunist oder Nationalsozialist sein, liberal waren nur ältere Leute.«[76] Bei diesen Alternativen war sie selbstverständlich kommunistisch und las begeistert Marx. Jedoch folgte sie der Ideologie keineswegs kritiklos. Auch war sie nicht in der Partei. Es gefiel ihr u. a. gar nicht, dass Kinder aus den Familien entfernt und nicht von den Eltern erzogen wurden.

Hitlers »Mein Kampf«, erste antisemitische Angriffe und ihre politische Überzeugung waren jedenfalls Grund genug, aus Deutschland zu emigrieren, auch wenn Verwandte und Freund*innen damals noch der Ansicht waren, dass alles nicht so schlimm werden würde.

Im Blick auf heute

Wenn ich Ruth Charlotte Hirschfelds Kindheit und frühe Jugend in der Ambivalenz von jüdisch-bürgerlicher Zugehörigkeit, liberaler Weite und zunehmender Ausgrenzung durch das totalitäre Regime der Nazis bedenke, kommen mir meine muslimischen Mitbürger*innen und Freund*innen in den Sinn. Auch sie leben zwischen Zugehörigkeit und gesellschaftlichen Ausgrenzungen, die durch ausschließende Ideologien und populistische Propaganda verschärft werden. Ich erinnere mich an einen emotionalen Einwurf eines muslimischen Studierenden, den ich unterrichtet habe: »Jetzt sind wir in der dritten Generation hier [sein Großvater wurde als Gastarbeiter angeworben], ich spreche den Tiroler Dialekt, habe die Matura und ein halbes Studium hinter mir und dennoch gehöre ich immer noch nicht dazu! Wann werde ich dazugehören?«

Selbstverständlich gab es in Ruth Charlotte Hirschfelds Kindheit und Jugend Vorahnungen und Anzeichen, dass den deutschen Juden im Nationalsozialismus Schlimmes bevorstehen könnte. Was aber kurze Zeit später tatsächlich geschah, wurde von den meisten deutsch-jüdischen Familien nicht vorausgeahnt. Deshalb haben viele nicht die Chance ergriffen, aus Deutschland und den von Nazis okkupierten Ländern Europas zu fliehen, solange es möglich war. Auch heute gilt es, den Anfängen zu wehren, autoritären Tendenzen und aufkommenden totalitären Mustern gegenüber wachsam zu bleiben und verharmlosenden Sichtweisen, dass populistische und ideologisierende Denkweisen »nicht so schlimm seien«, frühzeitig entgegenzutreten.

Die Couch, die Angst und die Dankbarkeit

Schweiz (1933 bis 1941): Vom 21. bis zum 29. Lebensjahr

Um das Gespräch mit Ruth C. Cohn, geb. Hirschfeld, fortzusetzen, müssen wir einen neuen Gesprächsraum öffnen. Es ist die Schweiz und speziell Zürich vor und während des Zweiten Weltkriegs, die für Ruth wichtig wurden.

Die Regierung und Armeeführung der Schweiz versuchten, während des Krieges die Neutralität und Souveränität des Landes aufrechtzuhalten. Die Schweiz schloss sich weder freiwillig Deutschland an noch wurde sie von Hitlerdeutschland okkupiert oder annektiert. Am 23.2.1937 versprach Hitler dem Schweizer Alt-Bundesrat Edmund Schulthess, dass die Schweiz von Deutschland nicht angegriffen werde. Wie Berichte aus jener Zeit und spätere Forschungen zeigen, gab es in der Schweiz durchaus rechte Parteien und Sympathisant*innen des Naziregime. Vor allem in der Deutschschweiz unterstützten die »Frontisten«, die zeitweise Kantonsparlamentarier in Zürich stellten, die Ideen der Nationalsozialisten. Eine permanente Herausforderung war die »Fünfte Kolonne«, die Gruppe der Nazideutschen in der Schweiz. Die Schweiz verstärkte während des Zweiten Weltkriegs neben der »bewaffneten Neutralität« die geistige Landesverteidigung. Am 2.9.1939 ordnete die Armeeführung die allgemeine Mobilmachung an, von der auch Ruth C. Cohns Analytiker Medard Boss betroffen war.

Speziell nach der Einführung der Nürnberger Rassengesetze, die am 15.9.1935 vom deutschen Reichstag einstimmig angenommen wurden und u.a. die Eheschließung und den außerehelichen Geschlechtsverkehr zwischen Juden und Nichtjuden verboten, flüchteten immer mehr Juden in die Schweiz. Das führte letztendlich zu einer

Vereinbarung zwischen Deutschland und der Schweiz, dass ab Oktober 1938 die Pässe aller deutschen Juden mit einem J-Stempel zu versehen seien. Die Schweiz verstand sich nunmehr als Transitland für deutsche Flüchtlinge. Es durften nur Immigrant*innen in die Schweiz einreisen, die glaubhaft machen konnten, dass sie baldmöglichst wieder ausreisen können. Vermutlich waren von dieser Bestimmung auch Ruths Schwiegereltern betroffen, denen sie mit der Heirat zur Ausreise aus Deutschland verholfen hatte. Die deutsche Staatsbürgerschaft hatten alle deutschen Juden im Ausland bereits 1936 verloren; so auch die deutsch-jüdische Studentin Ruth Charlotte Hirschfeld.

Die Flucht

Ruth emigrierte bereits am 31. 3. 1933 aus Berlin und ging nach Zürich. Die Schweiz war ihr durch zweimalige Urlaube mit den Eltern nicht unbekannt. Ihre Ausreise erfolgte am Tag vor dem ersten Judenboykott, der am 1. 4. 1933 stattfand. Die gerade an die Macht gekommenen Nationalsozialisten hatten für diesen Tag geplant, landesweit jüdische Geschäfte, Arztpraxen, aber auch Rechtsanwaltskanzleien u. a. zu boykottieren. Transparente mit Aufschriften wie »Kauft nicht bei Juden« sollten Menschen in Deutschland vom gewohnten Zusammenleben mit ihren jüdischen Mitbürger*innen abhalten und letztere stigmatisieren. Begründet wurde der Boykott mit einer Auslandshetze gegen das nationalsozialistische Deutschland, hinter der die Juden stehen würden. Goebbels schreibt in seinem Tagebuch: »Wir werden gegen die Auslandshetze nur ankommen, wenn wir ihre Urheber oder doch wenigstens Nutznießer, nämlich die in Deutschland lebenden Juden, die bisher unbehelligt blieben, zu packen bekommen. Wir müssen also zu einem groß angelegten Boykott aller jüdischen Geschäfte in Deutschland schreiten.«[77]

Einen Tag vor diesem Boykott begleitete Ruths Mutter die junge Studentin in die Schweiz. Die Mutter reiste nach Ostern wieder nach Berlin zurück. Sie hielt es noch nicht für nötig, Deutschland zu verlas-

sen, und konnte damals auch noch ungehindert nach Deutschland zu-
rückkehren. Im Nachlass findet sich ein Gedicht von Ruth, das mit
23. 4. 1933 datiert ist und dem 50. Geburtstag von »Muzi«, wie Ruth
ihre Mutter mit einem Kosewort nannte, gewidmet war. Ruths Mutter
emigrierte erst 1938 in die USA. Sie hatte noch 1936 in Berlin-Wannsee ein Sommerhaus gekauft. Der »Berliner Beobachter« vom
16. 11. 1938 hetzte gegen die »199 jüdischen Millionäre« in Berlin und
erwähnte dabei einen Verkauf des »Villenbesitzes« der Hirschfelds.

Ruths Bruder Karl Ernst ging 1936 mit seiner Frau nach Italien.
Ihre Kinder wurden in Italien geboren. Die Emigration war aufgrund
des Freundschaftsabkommens (1936) zwischen Deutschland und Italien möglich. Die Familie von Karl Ernst wurde jedoch 1939 aus Italien
ausgewiesen. Der politische Hintergrund war der Druck, den Hitler
auf Mussolini bezüglich der Judenverfolgung ausübte. Da die Mutter
bereits seit 1938 in den Staaten lebte, konnte der Bruder mit Familie
aufgrund der Quotenregelung in die USA einreisen, was 1941 auch für
Ruth und ihre Familie galt.

Courage auf der »Ausreise«

Sehr viel später, als Ruth bereits in Amerika war und 1957 zu einer
Festrede zum Jubiläum der Theodor Reik Clinic in New York eingeladen war, fiel ihr das Wort »Courage« zu, ohne dass sie es gesucht hatte.
In ihrer Rede zu »Courage – The Goal of Psychotherapy«[78] (»Courage – das Ziel der Psychotherapie«) fragte sie sich selbst, wo sie in ihrem Leben couragiert gehandelt hätte. Dabei kam ihr die Emigration
aus Berlin in den Sinn. Die Ausreise als Studentin hielt sie im Nachhinein nicht für besonders couragiert. Auch nicht, dass sie den Tausend-
markschein für ihren Vetter, der in Deutschland verfolgt wurde und
daher unbedingt in die Schweiz fliehen musste, in einem Couvert mit
sich trug und diesen nicht – wie andere es taten – in der Scheide ver-
steckt oder in Plastik verpackt verschluckt hatte. Ihre Courage ortet
Ruth C. Cohn in einem anderen Ereignis. Einem Ereignis, das sich auf

der Bahnfahrt zwischen Berlin und dem Badischen Bahnhof Basel zutrug, der bis heute die Schweizer Grenze markiert.

In Ruths Erinnerung war der Zug total mit Flüchtlingen überfüllt. Nicht so die erste Klasse, in der sie mit ihrer Mutter saß. Die Mitreisenden – es waren vor allem jüdische Student*innen – wussten nicht, ob der Zug beim Überfahren der Grenze gestoppt würde. Alle erwarteten eine totale Kontrolle der sogenannten »Kriminellen«, die auf der Liste der Nazis standen. Einige von Ruths jüdischen Freund*innen waren dabei. Für sie war es streng verboten, Wertgegenstände und Geld ins Ausland mitzunehmen. Sie führten aber Geld mit sich, für den Fall, dass sie nicht – wie befürchtet – nach Deutschland zurückgeschoben werden, sondern in der Schweiz Asyl finden würden. Da Ruth Charlotte Hirschfeld nicht als politischer Flüchtling galt, sondern als Studentin, konnte sie Geld für ihr Studium mit sich führen. Das nützte sie, um auch Geld anderer zu verwahren. Je näher sie der Schweizer Grenze kamen, desto größer wurde ihre Furcht, erwischt zu werden. Ruth überlegte alle Möglichkeiten, wie sie mit dem Geld der möglichen Kontrolle durch die Nazis entkommen könnte.

Während sie voller Angst nach einer Lösung suchte, sah sie durch das Fenster des Abteils einen »exotic-looking« jungen Mann. »Flirtend« signalisiert er ihr, sie möge zu ihm kommen. Und Ruth ging zu ihm. In gebrochenem Deutsch sagte er: »Fräulein, warum haben sie so traurige Augen? Ich will traurige Augen glücklich machen. Kann ich irgendetwas für das Fräulein tun?«[79] Er zeigte Ruth seine volle Geldtasche und fremde Ausweispapiere. Er sei der Attaché eines bestimmten Landes; so genau erinnerte sich Ruth nicht mehr an die Herkunft des Diplomaten. Blitzschnell schoss es ihr durch den Kopf: Wenn er wirklich der Attaché dieses Landes ist, können ihm die Nazis nichts anhaben. Aber vielleicht ist er ein Spion der Nazis? Ruth versuchte sich zu vergewissern. Sie sprach mehr als eine Stunde mit dem Mann und kam – klopfenden Herzens – schließlich zur Überzeugung, dass der Mann nicht log. Kurz vor der Grenze händigte sie ihm das Kuvert mit dem Geld aus. Sie sagte, dass es Briefe von ihrem verstorbenen Vater beinhalte, die sie nicht in die Hände der Nazis fallen lassen wolle. Würde er das Kuvert sicher über die Grenze bringen? In der Schweiz gab ihr der Attaché mit großer Freude den Briefumschlag zurück. Sie sah ihn nie wieder. Ruth kam zu der Einsicht: Nicht die Ausreise aus Hitlerdeutschland war couragiert, sondern das Risiko, diesem wildfremden Mann zu vertrauen; ihre Courage war stärker als ihre Furcht, die mit dem Risiko verbunden war.

Vaters Erbe macht's möglich

Trotz eines enormen Vermögensverlustes was das Erbe ihres Vaters betraf, war Ruth C. Hirschfeld bei ihrer Ausreise aus Deutschland nicht jenes »Sterntalerkind«, das mit dem letzten Stück Brot und nur leicht bekleidet Deutschland verließ. Sie war zwar seit dem frühen Tod des Vaters Halbwaise. Aber mit der wirklichen Armut einer Migrantin kam sie erst nach ihrer zweiten Flucht im amerikanischen Exil in Berührung. Jetzt verfügte sie über einen Teil des nicht geringen Erbes. Wie hoch es war und wie viel ihr davon in der Schweiz zur Verfügung stand, wissen wir nicht. Ein Vetter, der das Geld der Familie verwaltete, hatte sie noch gewarnt: »Willst du wirklich gehen? Weisst du eigentlich, wie viel Geld du verlierst, wenn du jetzt gehst? Ein Drittel nimmt dir der Staat weg, ein Drittel verliert die Valuta, und dir bleibt nur ein Drittel.«[80] Doch das interessierte Ruth nicht sonderlich; sie benötigte nur so viel Geld, dass sie studieren konnte, und dafür war es genug. Im Interview erzählt sie:»Mein Vater war 1930 gestorben. Sein Testament und die deutschen Auswanderungsgesetze machten es mir unmöglich, mehr als einen Bruchteil meines Erbes mitzunehmen. Es reichte jedoch dazu, mein Studium zu finanzieren und uns und einigen anderen Leuten zur Ausreise zu verhelfen.«[81] Mit den »anderen Leuten«, denen sie zur Ausreise aus Deutschland verhalf, meinte sie vor allem die Eltern ihres Freundes und späteren Ehemannes Hans Helmut Cohn.

Das Gästebuch, das Ruth und Hans Helmut Cohn in der Schweiz führten, weist zahlreiche Einträge von Menschen auf, die sich bei den Cohns einfanden, um Musik zu hören, zu philosophieren und einen

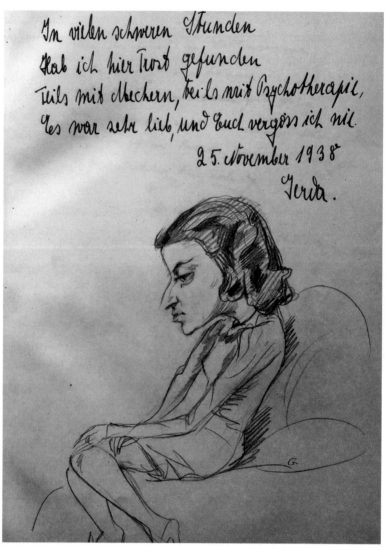

In vielen schweren Stunden
Hab ich hier Trost gefunden
Teils mit Büchern, teils mit Psychotherapie,
Es war sehr lieb, und Euch vergeß ich nie.
25. November 1938
Gerda.

Abb. 11: Eintragung im Gästebuch der Cohns.
Foto: M. Sch., 17. 4. 2019 bei H. Herrmann, Düsseldorf.

Abend lang von den Schrecknissen der Zeit abgelenkt zu sein. Wie man aufgrund der Einträge vermuten kann, handelte es sich durchwegs um jüdische Freund*innen und Kolleg*innen, die sozusagen auf der Durchreise in ihr Exil waren.

Gesetze übertreten, ohne in Konflikt zu geraten

Die Bedrohung durch das Naziregime und die Notwendigkeit, ihm durch Flucht zu entkommen, veränderte Ruth C. Hirschfelds Einstellung zu Recht und Gerechtigkeit. Das zeigte sich an ihrer veränderten Bewertung des Schmuggelns: »Von einem Monat zum andern wurde mir das Schmuggeln über die Grenze zur Selbstverständlichkeit. Jeder geschmuggelte Gegenstand, jede Leica, jedes Autowerkzeug, in das Gold hineingegossen war, konnte Leben retten. Auf meinen Grenzfahrten hatte ich keine Gewissensbisse, nur Angst. Gesetze, die das Recht schänden, müssen gebrochen werden – um der Gerechtigkeit willen. Ich lernte, Gesetze zu übertreten, ohne in Konflikte zu geraten. Es gibt Verschwiegenheit und sogar Lügen, die wertvoller sind als Gesetzesbefolgungen, wenn diese sich gegen die Menschenrechte wenden.«[82]

Fragen nach Recht und Gerechtigkeit in und gegenüber einem Land mit totalitärer Herrschaft verstärkten Ruths Interesse an theologischen und philosophischen Fragestellungen. Das hatte Auswirkungen auf ihre weiteren Studien: »Ich ging in Zürich, wo ich immatrikuliert war, zwei Jahre lang morgens um sieben Uhr in Emil Brunners theologische Vorlesungen. Als ich hörte, daß Paul Häberlin in Basel Vorlesungen über das Gewissen hielt, fuhr ich deswegen zweimal wöchentlich nach Basel.«[83]

»Züritüütsch« aus Protest

Bis heute stellt die Sprache für Migrant*innen eine große Hürde dar, wenn es darum geht, sich im fremden Land zurechtzufinden, ein Studium abzuschließen oder eine geregelten Arbeit auszuüben. Die Frage, wie ich mich in einer anderen Kultur und Sprachgemeinschaft verständlich machen kann, bewegt die meisten Migrant*innen existenziell.

Man könnte meinen, dass die Frage der Sprache für eine Berlinerin, die in die Schweiz flüchtete und sich des Studiums wegen zunächst in Zürich ansiedelte, kein großes Problem darstellte. Doch so befreiend Ruth C. Hirschfeld zunächst die Ankunft in der Schweiz empfunden hatte, so sehr zeigte sich auch rasch die sprachliche Hürde. Die sensible Dichterin tauchte in der Schweiz in eine sprachlich fremde Welt ein. Für die Berlinerin stellte das »Züritüütsch« eine Fremdsprache dar. Sie erlebte auch die grundsätzliche Distanz der Schweizer zum »Schriftdeutsch«: »Das Hochdeutsch, von Schweizern ›Schriftdeutsch‹ genannt, scheint für die meisten Schweizer immer die ›fremde Sprache‹ zu bleiben, selbst wenn sie sie ausgezeichnet verstehen und sprechen können; häufig fremder als französisch, italienisch und englisch!«[84] Die Ablehnung des Hochdeutschen hatte in der Schweiz viele Wurzeln. »Eine davon lag im Widerwillen gegen das Nazideutschtum, welches trotz etlicher Ausnahmen den Schweizer*innen im Allgemeinen zuwider war.«[85]

Obwohl Ruth in Zürich eine neue deutsche Sprache lernen musste, schloss sie sich dem sprachlichen Protest der Schweizer*innen gegenüber dem »Schriftdeutsch« an: »Meine eigene Verzweiflung über das, was in Deutschland geschah, motivierte mich, in sehr kurzer Zeit so gut Züritüütsch zu reden, daß man mich bald kaum mehr für eine Deutsche hielt, sondern allenfalls für jemand aus einem anderen Kanton.«[86] Das folgende Gedicht »Sunebluemetag« belegt das eindrucksvoll. In diesem Zusammenhang ist auch interessant, dass Ruth die Schweizer Zeit als »sprachlich[en] Übergang zum Leben in einer Fremdsprache, zum Englischen in den USA«[87] bezeichnet.

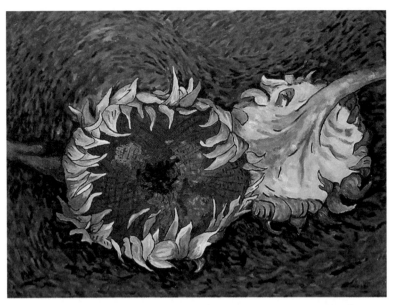

Abb. 12: José Gamboa: Zwei geschnittene Sonnenblumen, Interpretation (nach Van Gogh), Öl auf Leinwand, 60 x 80 cm, 2016.

Sunebluemetag
Weisch, was das isch, en Sunebluemetag?
Sunebluemetag isch hüt!
D´Sunnen isch grüen im Gras
und blau i de Glöggli und Winde,
lila und wyss und füürzündrot,
uf de Dahlie, de Zinien und Aschtere –
Und zmittst i der Mitti
staht ganz elei – zfriden und ganz elei
ei goldig-gääli Suneblueme.
(Si isch em Van Gogh devogrännt)
Grüess di, du spaate, du wunderschön farbige
Sunebluemetag![88]

Das enttäuschende Studium

Ruth C. Hirschfeld war mit einer doppelten Absicht in die Schweiz ausgewandert: Sie wollte zum einen ihr Universitätsstudium fortsetzen und zum anderen eine psychoanalytische Ausbildung, eine Lehranalyse, beginnen und abschließen. Beide Vorhaben verliefen nicht so, wie sie es sich vorgestellt hatte.

Für die Vollzeitstudentin, als die sich Ruth in der Schweiz aufhalten durfte, war die Qualität des Studiums größtenteils enttäuschend. Nach ihren eigenen Aussagen waren die Vorlesungen an der Universität Zürich »schattenhaft im Vergleich zu den Seminaren über Gestaltpsychologie, die ich in Berlin bei Wolfgang Köhler erlebt hatte.«[89] Das Semester, in dem sie von Zürich nach Basel pendelte, dürfte auch nicht viel besser gewesen sein. Selbst das Studium bei C. G. Jung, der am Polytechnikum lehrte, blieb »schattenhaft«.

Trotz der enttäuschenden Studienangebote musste Ruth all die Jahre über Studentin bleiben und alle zwei Jahre ihren Studierendenstatus erneuern, damit sie nicht ausgewiesen wurde. Ihr Status als Studentin gab ihr bis zur Heirat den einzigen Aufenthaltstitel in der Schweiz. Ruth schreibt: »Daher mußte ich mein Studium so einrichten, daß ich nicht doktorieren würde, ehe ich das Land verlassen wollte und konnte.«[90] Stattdessen belegte sie Lehrveranstaltungen aus unterschiedlichen Fachbereichen. In den Hauptfächern studierte sie an der Universität Zürich »Psychologie, Philosophie, Literatur, Theologie […]. Auch 2 Jahre Physiologie und Anatomie etc.«, wie aus den bereits zitierten Angaben für die Einbürgerung hervorgeht.

Die aufregende Couch

Im Zentrum von Ruths Leben in der Schweiz stand, nach ihren eigenen Aussagen, die Lehranalyse. Der erste Analytiker Hans Behn-Eschenburg starb nach kurzer Zeit. Medard Boss und der Kontrollanalytiker Gustav Bally begleiteten Ruth über Jahre: »Mein

Analytiker, Medard Boss, war jung und attraktiv. Ich lag auf der Couch, wie das bei der klassischen Analyse üblich ist, er sass hinter mir, und während er zuhörte, redete ich über meine Angst vor den Nazis und vor dem kommenden Krieg, über meine Kinderzeit und über meinen Freund, mit dem mich eine ähnliche Herkunft verband. Auch von unserer Flüchtlingstätigkeit erzählte ich, die einen wichtigen Teil in unserem Leben einnahm.«[91]

Schließlich wusste Ruth um den bevorstehenden Krieg; die Verfolgung der Juden durch die Nazis nahm rapide zu. Wer nicht ins Ausland fliehen konnte, befand sich in ständiger Gefahr, in eines der letztendlich rund 1000 Konzentrationslager verfrachtet zu werden, welche von den Nazis im »Tausendjährigen Reich« errichtet wurden. Etwa zwei Drittel der geschätzten sechs Millionen Juden, die der Schoah zum Opfer fielen, wurden in Konzentrationslagern aktiv getötet oder starben an den Folgen von Misshandlungen und Unterernährung. Ruth erlebte die Tragödie, die durch die Nazis ausgelöst wurde, sehr intensiv, aber auch die Dankbarkeit, in einem neutralen Land leben zu können. Sie schrieb später: »Das Grauen der Zeit erlebte ich sehr tief. Daß ich in Zürich leben konnte, erschien mir als ein seltsam schicksalhaftes Geschenk.«[92] Für den Analytiker waren Ruths »Störungen« durch die äußeren Ereignisse Ablenkung vom Eigentlichen. In der Analyse sollte es nur um Ruth selbst gehen und nicht um das politische Geschehen, das sie so sehr bewegte.

Als »exzellente Patientin«, die vom Analytiker »unendlich abhängig« war, folgte sie seinen Anweisungen, während der Analyse keine wichtigen Entscheidungen zu treffen. Um die Entscheidung bezüglich Heirat nicht treffen zu müssen, trennte sie sich ein Jahr von ihrem Freund. Es löste ihre Probleme nicht, sondern verstärkte sie. Obwohl Ruth sechs Jahre lang, sechs Tage in der Woche jeweils 50 Minuten lang auf der Couch lag, kam sie an die eigentliche Entdeckung ihres Lebens, die sie von der Analyse erwartet hatte, nicht heran. »Es blieben in mir eine Sehnsucht und ein Schmerz nach etwas Unbestimmtem«[93], schreibt sie rückblickend auf die lange Analyse.

Ruth C. Cohns lehranalytische Erfahrung blieb zeitlebens ambivalent. Auf der einen Seite erzählte sie fasziniert von der Analyse, die ihr einen tiefen Einblick in die seelischen Zusammenhänge von der Kindheit bis in ihre gegenwärtige Lebenssituation ermöglichte, und auf der anderen Seite blieb ein tiefes Unbehagen:»Oft war ich verzweifelt. Manchmal tröstete mich mein Analytiker, der sich ebenso wie ich um die Beendigung der Analyse bemühte, dass wir ›es‹ schon noch finden würden. ›Es‹ brauche eben seine Zeit. Das ließe sich nicht ändern. – Was war dieses unbekannte ›Es‹? Das Urtrauma, das aus dem Meer des Unbewussten eines Tages auftauchen und alle Rätsel lösen würde?«[94] Die Analyse wurde infolge äußerer Umstände abgebrochen, weil der Analytiker zum Militärdienst an der Schweizer Grenze eingezogen wurde.

Hernach geschah ein »therapeutisches Wunder«. Der bisher distanzierte Analytiker sandte von der Grenze persönliche Briefe an Ruth, in denen er von seinem Erleben als Soldat erzählte –»er, der als Lehr-Analytiker stets so viel Wert auf eine abstinente Haltung gelegt hatte. Und später, als ich mein Kind geboren hatte, brachte er mir einen Fliederstrauss ans Wochenbett. Als Grenzsoldat im Krieg bewegte ihn die Geburt unseres Kindes sehr.«[95] Nicht zuletzt durch die Erfahrungen mit Ruths Analyse änderte der Analytiker wenige Jahre später seinen Ansatz vollständig. Er wurde Mitbegründer der Daseinsanalyse und arbeitete mit Ludwig Binswanger, der dieses menschennahe psychotherapeutische Konzept entwickelte, eng zusammen.

Eine problematische Beziehung und Heirat

Wie bereits durchgeklungen ist, lebte Ruth C. Hirschfeld in der Schweiz sechs Jahre lang mit ihrem jüdischen Freund Hans Helmut Cohn zusammen, ehe sie heirateten. Aber auch nach sechs Jahren war sich Ruth nicht völlig im Klaren, ob sie diesen Schritt wagen sollte. Ein Grund für die Heirat war, dass das Zusammenleben ohne Trauschein in dieser Zeit schon für Schweizer Bürger schwierig war. Paare, die erwischt wurden, mussten Strafe zahlen. Noch schwieriger war es für Jüdinnen und Juden im Ausland. In der Schweiz konnte die Fremdenpolizei Ausländer*innen aus dem Land verweisen, wenn sie unverheiratet zusammenwohnten. Also lag schon von daher eine Heirat nahe.

Den letzten Anstoß für die Heirat dürfte die Notwendigkeit ergeben haben, die Eltern von Hans Helmut im letzten Moment aus Deutschland herauszubringen. Ruth schreibt: »Der Schwiegervater war Landarzt. Die Leute liebten ihn. Ich glaube, die Leute aus seinem Dorf hätten ihm nie etwas zuleide tun können. Als die Judenverfolgung begann, wurden Leute aus dem Nachbardorf geschickt, um ihn zu schikanieren, und der Gedanke, dass die Schwiegereltern nicht ausreisen konnten, war furchtbar.«[96] Sie gesteht: »Wir heirateten, um die Eltern meines Freundes vor dem sicheren Tod in den Gaskammern zu schützen.«[97] Blutsverwandten, und das war Ruth durch die Heirat, gewährte die Schweiz »einen Durchgangsaufenthalt, vorausgesetzt, dass jede Person den Besitz von 10000 Franken nachweisen konnte. Wir mussten also pro Person eine Bürgschaft von 10000 Franken hinterlegen.«[98] Schließlich war ein Grund für die Heirat auch Ruths Kinderwunsch. Sie wollte, trotz Migration und bevorstehendem Krieg, ein Kind: »[…] im Frühjahr 1939 wurde ich schwanger.«[99]

Briefe zwischen Ruth und Hans Helmut aus dieser Zeit und zahlreiche persönliche Aufzeichnungen von Ruth, die im Nachlass vorhanden sind, zeugen von der schwierigen Beziehung zwischen den beiden, die sich nach der Heirat verschlechterte. Um die noch lebenden Personen zu schützen, soll nicht weiter darauf eingegangen werden. Eine schwere Polyneuritis, die bei Ruth zeitweise die Angst auslöste, lebenslang gehandicapt zu sein, die Beziehungskrise, der drohende Weltkrieg und die immer brutalere Verfolgung der jüdischen Freund*innen in Deutschland machten das Leben sehr schwer. Trotz allem heirateten Ruth C. Hirschfeld und Hans Helmut Cohn am 26.7.1938.

Die beiden waren elfeinhalb Jahre verheiratet. Laut Scheidungsurkunde wurden Ruth und Hans Helmut offiziell am 8.12.1949 geschieden. Die Beziehung war aber bereits Jahre vorher brüchig geworden. Seit der Heirat trug Ruth Charlotte Hirschfeld den Namen Ruth C. Cohn. Wie bereits erwähnt, verwendete sie den deutschen Vorna-

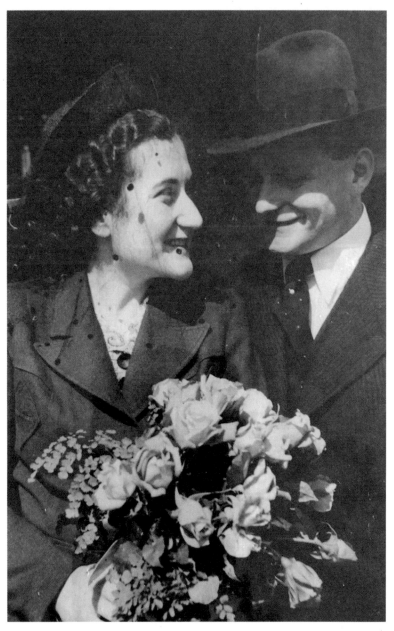

Abb. 13: Hochzeitsfoto von Ruth C. Hirschfeld und Hans Helmut Cohn
am 26. Juli 1938.
Foto: M. Sch. aus dem Familienalbum, 20. 7. 2019, bei P. Cohn, Denver.

men Charlotte seit ihrer Emigration aus Deutschland in der Regel nur noch abgekürzt.

Der Arzt Hans Helmut Cohn (1910–1997) war zwei Jahre älter als Ruth. Er schloss sein Medizinstudium in der Schweiz ab und erhielt 1939/1940 eine Stelle in der psychiatrischen Klinik in Wil, Kanton St. Gallen. Auch Ruth bekam dort eine temporäre Arbeitserlaubnis als Psychologin im »Asyl« Littenheid bei Wil. Vorher hatte sie bereits kurzfristig in einem Kindergarten gearbeitet. Sie erinnert sich:»Mein Mann, der eben erst seinen Abschluss als Mediziner gemacht hatte, wurde, obwohl er von Psychiatrie noch kaum etwas wusste, plötzlich leitender Arzt in der dortigen psychiatrischen Klinik, die damals noch ›Asyl Littenheid‹ hiess. Da hatte er plötzlich viel Macht, weil alle andern Ärzte an der Grenze waren, ausgenommen sein Chef, weil dieser für den Aktivdienst schon zu alt war. Doch das schien uns allen irgendwie selbstverständlich.«[100]

Glück, Angst und Verzweiflung

Ruth war schwanger und brachte am 2.2.1940 ein Mädchen zur Welt. Sie wollte zur Entbindung nicht ins Spital; also kam Heidi Ursula als »ein in der Schweiz geborenes staatenloses Mädchen fremder Nation« zu Hause auf die Welt.[101] »Heidi war ein Wunschkind. Sogar sehr. Natürlich fanden das alle rings um uns etwas verrückt. Unsere Freunde, alles Flüchtlinge, sagten: ›Wie könnt ihr jetzt ein Kind haben? In dieser Zeit?‹ Ich antwortete: ›Ja, ich möchte unbedingt ein Kind haben, und was mir geschieht, geschieht auch dem Kind.‹«[102] Diese Aussage war kühn. Denn das Familienglück ging jäh zu Ende.

Der Auslöser dafür war ein Alarm im Mai 1940. Es stellte sich später als Fehlinformation heraus, dass die Deutschen im Zuge der seit 10.5.1940 begonnenen Frankreicheroberung die Schweizer Grenze überschritten hätten. Die Cohns wohnten 45 Minuten von der deutschen Grenze entfernt, und es gab die Information, dass die »Ausländer« in ein Arbeitslager in die Innerschweiz gebracht würden. Ruth erzählt: »Plötzlich kam die Angst. Die kommen in einer halben Stunde, und dann sind sie hier. Was machen wir? Die bringen uns an die Grenze, und dort werden wir von den Deutschen deportiert. Ich war mit dieser Polyneuritis sehr krank und hatte immer eine Morphiumspritze bei mir, für den Fall, dass etwas passieren würde. Morphium, um mich zu töten. Der Mann, der wäre ins Lager gegangen. Ärzte brauchten sie ja. Aber das Baby. Was machen wir mit dem Baby?«[103]

Da bot die Spitalverwalterin – die sie kaum kannten – an, das Baby als Kind ihrer 18-jährigen Tochter auszugeben und zu adoptieren. »Wir waren zum schnellen Nachdenken gezwungen: Ob wir Erwachsenen lieber den Freitod oder die Folter wählen würden, ob unser Kind schmerzlos getötet werden oder eine grausame Ermordung erleiden müsste.«[104] Diese Grenzerfahrung hatte Ruth C. Cohn nachhaltig geprägt. Die menschliche Geste der Spitalverwalterin beeinflusste sie in den ihr wichtigsten Werten: »*Lebensförderung und Liebe. Es sind die Werte der Humanistischen Psychologie und der angewandten humanistischen Pädagogik.*«[105]

Für Ruth C. Cohn zeigte sich in diesem dramatischen Erleben eine grundsätzliche Erfahrung, die viele Menschen damals, die aber auch Abertausende Menschen gegenwärtig machen. Sie schreibt: »In jener Nacht erlebten wir für fünfundvierzig Minuten das, was viele Menschen damals monate- oder jahrelang durchgemacht haben. Ich spüre es, wenn Menschen in kahlen Booten ins Meer gestoßen werden, wenn ihnen ihr nahrungsbringendes Stückchen Land ›abgekauft‹ wird, wenn sie Feuer oder Napalm erwarten, das vom Himmel regnen könnte und regnet – seien es Vietnamesen, afrikanische Schwarze oder amerikanische Braune, seien es israelische oder palästinensische Familien. Und ich vergesse auch nicht jene Frau, die sich inmitten ihrer eigenen Ängste persönlich für das Leben von ihr fast fremden Menschen einsetzte.«[106]

Wenige Wochen nach der schrecklichen Nacht entstand das Gedicht »Eva«, ein Gedicht der Dankbarkeit. Über viele Jahre war es für Ruth das eine, wirklich schöne Gedicht, das sie von Kindheit an schreiben wollte.

Eva

Herr, tief wie Täler ruhn die Falten
des Mantels über Deinen Knien.
Gib mir die Kraft, mich daran festzuhalten,
die ich nur Rippe Deines Bildes bin.

Dein Flammenschwert verglühte und verrostet
an jener Pforte, die zur Erde führt.
Ich habe, Herr, nur von der Frucht gekostet,
weil ich Dich selbst so süß in ihr gespürt.

Ich danke Dir, Du hast in weisem Lenken
den Fluch gewendet und mich tief geehrt.
Mein Leib schwillt an, Dir jene Frucht zu schenken,
die mir im Paradies so streng verwehrt.

Und meine Brüste weiten sich und blühen
dem Kinde zu, das Du in mir erkannt.
Birg in den Falten über Deinen Knien
inmitten aller Sterne meines Knaben Hand.[107]

Seit jener Nacht, in der sie »fast zwischen Freitod oder Folter und zwischen schmerzloser Tötung [ihres] Kindes und der Möglichkeit seines grausamen Ermordetwerdens wählen mußten«[108], hatten die Cohns die Emigration in die USA betrieben, wo Ruths Mutter und Bruder mit Familie und auch Hans Helmuts Eltern, denen sie zur Ausreise verholfen hatten, bereits lebten. Doch gerade diese Reise wurde zum Albtraum.

Ins »Gelobte Land«?

Amerika (1941 bis ca. 1973): Vom 29. bis zum ca. 59. Lebensjahr

»Oh, deep in my heart, I do believe, we shall overcome some day.« Dieses bekannte Lied sang jene indische TZI-Gruppe, von der ich bereits erzählt habe, als sie den »dritten Akt« im Ruth-Cohn-Drama spielte: Die Reise in das Land der Hoffnung, nach Amerika. Die Cohn-Familie mit Ruth, Hans Helmut und der kleinen Heidi Ursula ist auf der Überfahrt von Lissabon nach Amerika.

Wie uns der Amerika-Historiker erklärt, war die Einreise für staatenlose Jüdinnen und Juden in die USA zu dieser Zeit keineswegs selbstverständlich. Es gab auch in den USA in manchen Gesellschaftskreisen einen latenten oder offenen Antisemitismus, obwohl viele jüdische Mitbürger*innen im Land lebten. Die amerikanische Solidarität mit den Opfern der Schoah setzte erst nach dem Zweiten Weltkrieg ein, als das ganze Drama der Juden in Europa medial öffentlich wurde. Als die Cohns 1941 in die USA einreisten, mussten jüdische Immigrant*innen mit einem höheren Geldbetrag sicherstellen, dass sie dem Staat bzw. der Gesellschaft nicht zur Last fallen würden. Das war für die Cohn-Familie wohl möglich. Es gab vermutlich restliche Geldmittel aus dem Erbe des Vaters bzw. aus dem Einkommen, das Hans Helmut als Arzt in der Schweiz gehabt hatte. Wie sich aus den persönlichen Aufzeichnungen von Ruth schließen lässt, wohnten die Cohns in den ersten Jahren bei den Schwiegereltern in Pittsburgh, bis Hans Helmut 1944 eine Stelle als Stationsarzt am psychiatrischen

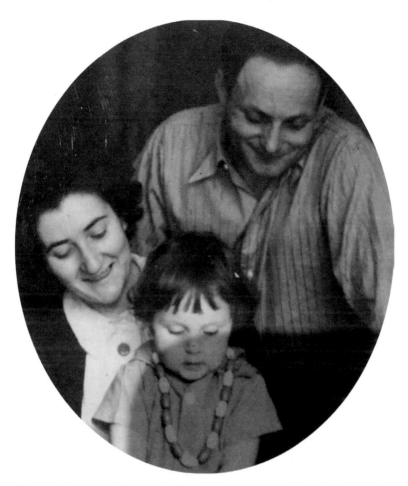

Abb. 14: Familie Cohn (Ruth, Hans Helmut und Heidi) in den ersten Jahren nach der Immigration in die USA.
Foto: M. Sch. aus dem Familienalbum, 20.7.2019 bei P. Cohn, Denver.

Krankenhaus Rockland State Hospital erhielt, an dem auch Ruth kurzfristig arbeitete.

Ob die Cohns, als sie nach einer langen Schiffsreise in den USA landeten, so zuversichtlich waren, wie es das Lied ausdrückt, das die Inder*innen bei der inszenierten Überfahrt sangen, darf bezweifelt werden. Jedenfalls war der Ausreise ein abenteuerlicher Kampf um immer wieder aufs Neue ablaufende Visa vorausgegangen, bis Ruth nicht mehr umhinkonnte, das von ihr innerlich abgelehnte Schmiergeld zu bezahlen. »Ausreisevisa und Einwanderungserlaubnis für die Vereinigten Staaten bekamen wir, weil meine Mutter 1938 dorthin ausgewandert war und uns anfordern konnte. Doch die Durchgangsvisa für das unbesetzte Frankreich, Spanien und Portugal kamen nie gleichzeitig an und wurden schnell wieder ungültig. Unsere amerikanischen Visa liefen jeweils nach vier Monaten wieder ab.«[109] Als sie endlich alle Visa hatten, ging es schnell: »Wir fuhren in plombierten Eisenbahnwagen durch das unbesetzte Frankreich und erreichten nach einer Odyssee von Aufregungen und Schwierigkeiten in Lissabon eines der letzten Schiffe, das nach Ausbruch des Krieges den Ozean überquerte.«[110] In den USA bekam die Familie Cohn Papiere als »enemy aliens«, als »feindliche Ausländer«, obwohl sie seit dem Verlust der deutschen Staatsbürgerschaft im Jahr 1936 staatenlos waren. Beim Landen wurde Ruths teure Leica »zum Schutz des Landes« konfisziert.

Die »Niemande« Europas

Die Vorstellung von der Ankunft der Cohn-Familie als »feindliche Ausländer« in Amerika vermischt sich mit Bildern asylsuchender Immigrant*innen in Europa. Populistischer Propaganda folgend, werden sie, oft ohne die Asylgründe genau zu kennen, geschweige denn sie von unabhängigen NGOs oder Richter*innen einigermaßen objektiv zu prüfen, von vornherein als »feindliche Ausländer*innen« betrachtet, die so schnell wie möglich in ihr Herkunftsland oder in ein »sicheres« Drittland zurückgebracht werden müssten. Schließlich sollen den Einheimischen gegenüber dichte Außengrenzen demonstriert werden können. Der »Erfolg« einer Regierung misst sich vielfach an möglichst niedrigen Zahlen asylsuchender Immigrant*innen.

Beim Spiel mit den Zahlen, das viele Wahlkämpfe in europäischen Ländern beherrscht, steht mir das Bild »Mittelmeer« vor Augen, das José Gamboa 2016 gemalt hat. Es zeigt die weltweiten Zusammenhänge von Verschleierungen auf Kosten Marginalisierter, mit denen sich Ruth C. Cohn nie »ohnmächtig« abfinden wollte. Ausgangspunkt für J. Gamboas Bild war zunächst ein Ereignis in Kolumbien, von dem wir in Europa kaum erfahren haben: Im jahrelangen bewaffneten Konflikt zwischen Militär und Guerilla gab es das Phänomen der »Falsos positivos«: Das Militär musste in der Bekämpfung der Guerilla Erfolge vorweisen. Diese maßen sich an der Zahl der getöteten Guerilleros. Wenn sie zu wenig waren, lockte man unbeteiligte Menschen aus den Armenvierteln und Campesinos, einfache Bauern, von ihren Dörfern weg und versprach ihnen Arbeit. In Wirklichkeit aber tötete man sie und zog ihnen eine Kampfuniform der Guerilla an, sodass es aussah, als ob sie zu den Rebellentruppen gehört hätten. Mit diesen unbeteiligten, getöteten Menschen besserten die Militärs ihre Bilanz im Guerillakrieg auf. »Falsos positivos« waren also Menschen, die namenlos verschwanden. In vielen armen Familien gab es solche Opfer. J. Gamboa stellte sie im Bild mit Knöpfen dar. Der Gegenstand mit dem Reißverschluss war ursprünglich der Totensack für die »Falsos positivos«.

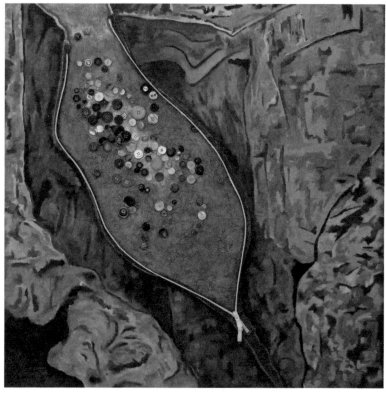

Abb. 15: José Gamboa, Mittelmeer, Öl auf Leinwand, 80 x 80 cm, 2016.

Während J. Gamboa am Bild arbeitete, kamen die vielen Flüchtlinge über das Mittelmeer, die teilweise strandeten und zu Tode kamen. Sozusagen die »Falsos positivos«, die »Niemande« – wie der Schriftsteller Eduardo Galeano und auch Papst Franziskus sie nennen – die »Niemande Europas«, die im Meer namenlos verschwinden. Für den Künstler verbanden sich die beiden Realitäten: Der ursprünglich schwarz gedachte Hintergrund wurde zum blauen, bedrohlichen Meer. Der Totensack wurde zum tödlichen Flüchtlingsboot. Und die Knöpfe stehen für die zahllosen Menschen, die niemand mehr sieht und kennt.

... zu wissen, dass wir zählen

Ruth C. Cohn verbindet ihre eigene Flucht über das Meer immer wieder mit ähnlichen Ereignissen im späteren Leben. Obwohl die »ins Meer Verstoßenen«[111], wie Ruth die Flüchtenden nennt, ihrem Schicksal und der Macht der Regierenden hilflos ausgeliefert zu sein scheinen, wehrte sie sich mit allen Kräften gegen eine »Globalisierung der Gleichgültigkeit«, wie Papst Franziskus das heute nennt. Sie konnte nicht hinnehmen, dass irgendein Mensch, weder die Flüchtenden noch die Ausgeschlossenen aus dem neoliberalen Markt, zu den »Unbrauchbaren« zählten.[112] In Ruth C. Cohns wohl bekanntestem Gedicht zählt jeder einzelne Mensch:

zu wissen dass wir zählen
mit unserem Leben
mit unserem Lieben
gegen die Kälte
Für mich, für Dich,
für unsere Welt.[113]

Der bulgarische Flüchtling Ilija Trojanow bringt das Gefühl vieler Immigrant*innen auf den Punkt:»Schlimmer als schief angesehen zu werden: gar nicht gesehen zu werden. [...] Wenn er [der Geflüchtete] an den Schalter tritt, verliert er das Gesicht. Im Alptraum verwandelt sich sein Gesichtsausdruck in einen Fingerabdruck.«[114] Als Ruth C. Cohn schon längst aus den USA in die Schweiz zurückgekehrt war und inmitten einer wunderschönen Bergwelt wohnte, kamen die alten Bilder:»Ich möchte aus meinem Zimmer, aus meiner Blumen- und Wasserfall- und Vogelwelt heraus Augen haben, die über die Wiesen und Berge und über nationale Grenzen und Meere hinausschauen können zu den Booten, die auf kalten Wellen schwimmen, mit Frauen und Kindern, die von Piraten vergewaltigt und des letzten Reiskorns und der letzten Kleidung beraubt werden. Ich möchte Ohren haben, die Schreie der Versinkenden zu hören, und die Schreie von Männern in Folterkellern, denen hungrige Hunde ihre mit Fett bestrichenen Pe-

77

nisse abfressen, und die Schreie der Kinder und Eltern, die gegenseitig die Pein des Marterns ihrer Geliebten mit anschauen müssen.«[115]

Krieg, Krankheit, Armut und eine unabgeschlossene Lehranalyse

Die jüdische Migrantin hatte noch in der Schweiz ihr berührendes Gedicht »Krieg« geschrieben. Es drückt die Angst und Verzweiflung von Müttern aus, die um ihre Kinder bangen und ohne Hoffnung sind. Ruth solidarisierte sich mit ihnen. Das Gedicht lässt erahnen, wie sehr auch die junge Cohn-Familie unter der Kriegsangst litt, als sie nach Amerika kam. Schließlich erklärten Deutschland und Italien – übermittelt durch den Reichsaußenminister Ribbentrop – am 11. 12. 1941 den Vereinigten Staaten den Krieg. Die Cohns waren auch in Sorge, dass Hans Helmut zum amerikanischen Militär eingezogen werden würde, was aber offensichtlich nicht der Fall war:

Krieg: »Öffne Dich«
Öffne Dich und nimm mein Sehnen
Dich zu beten als Gebet.
Hör aus Trümmern, Trotz und Tränen
noch die Stimme, die Dich fleht.

Ahnst Du, Schöpfer, was wir tragen,
eh' die Angst sich Fahnen schmiegt,
und, weil Spiegel zuviel sagen,
Spiegel-los dem Hass erliegt.

Achtest nicht die Opferflammen
bis die Hand den Schlag verübt!
Wer so schuf, kann nicht verdammen
den, der nicht nur liebend liebt.

Hast Du nicht mit Feuerbomben
eingeäschert, was so bat?
Luftschutzkeller – Katakomben –
zeugen Deine Schöpfertat!

Öffne Dich und hör nach innen,
wie's nach Dir von aussen schreit –
Gott, wer baut, der muss beginnen
mit dem Fluch, der Dir verzeiht.[116]

Für die Tochter aus einem gut situierten bürgerlichen Haus war es wohl doppelt schwer, so sehr mit Krankheit und Armut konfrontiert zu werden, wie es für Ruth C. Cohn im »Gelobten Land« der Fall war. Schließlich konnte sie noch in ihrem ersten Exil aus dem Erbe des Vaters Studium und Lehranalyse finanzieren und dazu noch anderen Jüdinnen und Juden zur Flucht verhelfen sowie die eigene Ausreise nach Amerika bezahlen. Jetzt war es anders: »Oft dachte ich über den Zusammenhang zwischen Armut und Krankheit nach und was sich daraus für die Psychologie und Pädagogik ableiten ließ: Ich dachte, daß es schon für mich schwierig genug war – was machen dann erst ›ungelernte‹, alleinstehende Frauen in einer solchen Lage? Wie viele Mütter lebten so und noch sehr viel schlimmer, ganz ohne Hilfe und ohne einen erlernten Beruf?«[117]

Die Armutsfalle, in die viele Migrant*innen heute geraten, hatte auch für Ruth C. Cohn zugeschlagen, als schon bald nach der Flucht in die USA die finanzielle Situation immer schwieriger wurde und sie die Krankheit stark einschränkte. Ruths Sohn Peter erzählte mir, dass sich die beiden Kinder in dieser Zeit oft nicht einmal ein Eis kaufen oder den Bus bezahlen konnten, weil das Geld dafür fehlte.

Alleinerzieherin

Drei Jahre nach ihrer Immigration wurde Ruth C. Cohn mit dem zweiten Kind – Peter Ronald – schwanger, obwohl die Beziehung brüchig geworden war. Ruth wollte unbedingt ein zweites Kind, auch

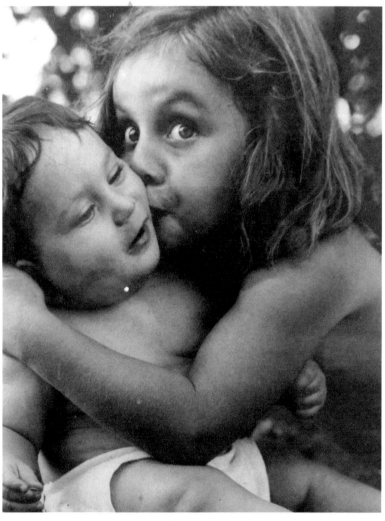

Abb. 16: Heidi und Peter Cohn, 1944/45.
Foto: M. Sch. aus dem Familienalbum, 20.7.2019 bei P. Cohn, Denver.

wenn sie die Kinder allein erziehen müsste. Peter wurde am 23.9.1944 geboren.

Das Gedicht »Mütter«, das aus dieser Zeit stammt, steht im Kontrast zum Gedicht »Eva«, das Ruth in Dankbarkeit für die Rettung vor dem drohenden Tod in der Schweiz geschrieben hatte. In einem neuen Gedicht schreibt sie sich die ganze Not der damals de facto bereits alleinerziehenden Mutter von der Seele. Einige Strophen daraus seien hier wiedergegeben:

Mütter
Es war in Dir, das Dunkle zu verlassen.
Mein Leib, schmerzlich, gehorchte.

Ich war das Manna,
dem verliehen war um sich zu wissen.
Du, mein Getragenes,
trugst mich, wie ich Dich trug,
aus Wandhaftem zu schattenlosem Leuchten.

Tage überkamen uns – angehäuft mit Windeln,
die an Schnüren hingen
und wieder fielen,
und meine Arme verfingen sich in Schnüren.
Noch verfangen, trugen sie Dich,
zitternd.
Du zittertest.

Nächte folgten Tagen, in denen Du schriest,
aufschriest und schriest, –
weh taten Dir Hunger, Nässe, Angst vor dem Fallen –

»Mutter, Mutter, komm, nimm mich,
trage mich – – –«

Du warst ein Bündel.
Bündel sind schwer.
Aber man soll sich nicht vom Bündel trennen.
Ich nahm Dich und trug Dich und nahm Dich.
Du schriest. Ich schrie.

Und es schrien die Windeln,
schrien die Kochtöpfe, die Rechnungen –
Das andre, große Kind muß rechtzeitig zur Schule gehn –
Es schrien die ungeschriebenen Bücher,
gequälte Menschen neben mir und jenseits des Ozeans.

Ich nahm Dich und trug Dich und nahm Dich.
Und die Ecke des Zimmers schrie –
schrie, Dich hineinzuwerfen in diese Ecke
und zuzudecken,
daß das Schreien aufhöre –[118]

Mechthild Buschmann, die 1986 ein Gespräch mit Ruth C. Cohn führte, sprach das Folgegedicht an: »Wer trägt Mütter, die nicht gehen können?« Ruth erzählte von den Umständen, in denen das Gedicht entstanden war: Sie lebte bereits getrennt von ihrem Mann und war an Polyneuritis erkrankt. »Ja, ich hatte sehr Mühe, zu gehen, buchstäblich. Und ich mußte doch weitgehend den Unterhalt für die Kinder verdienen, und das war de facto zu viel für mich.«[119] Gedichte zu schreiben, war für sie eine Erleichterung in der schweren Zeit. »Ich schrieb, wenn ich das Gefühl hatte, daß ich einfach nicht mehr weiter kann.«[120]

Es waren die beiden Großmütter der Kinder, Ruths eigene Mutter und die Mutter von Hans Helmut, die ihr beistanden. Weit über die Scheidung von Hans Helmut hinaus, bis ins hohe Alter, waren Ruth und die Kinder mit der Schwieger- bzw. Großmutter väterlicherseits eng verbunden. Noch aus dem Pflegeheim klagte die Schwiegermutter über ihren leiblichen Sohn und dessen neue Beziehung. Die in den schwierigen Zeiten nach der Flucht hilfreiche Schwiegermutter brauchte nun selbst Ruths Unterstützung. Die Beziehung war bis zu ihrem Tod von wechselseitiger Dankbarkeit getragen:

Wer trägt Mütter, die nicht gehen können?
Das tiefe schattenlose Leuchten –
Nie kann es auslöschen.

Aber Bretter zwängten es ein,
aus denen nichts aufstieg
als gequältes:
»Kind, schrei nicht, schrei nicht, Kind –
Schrei nicht wie ich – – –«

Und nach Tagen, Nächten, Tagen, Nächten, Tagen
schlug ich den schreienden Mund.

Als ich zum Fluss taumelte,
um mich einzusenken in seine Unbewusstheit,
fielen kranke Blätter vom Baum.

Sind Deine Wurzeln schuld, Baum,
am Fallen der Blätter,
oder der Fluss, der nicht näher kam,
oder der Regen, der den Fluss versäumte,
weiterwandernde Wolken –
war der Wind schuld,
die glühende Sonne?
Oder das Gesetz des Universums?

Wir aber, Begnadete,
sind bewusste Wurzeln
Bewusster Fluß
Bewusster Regen
Bewusste Wolken, Wind, Sonne,
Bewusst um das Gesetz des Universums.

Schuld ist gerecht.
Schuld richtet nicht Täter des Begangenen
sondern Zuschauende.

Unsere Gedanken überspannen Planeten;
wann werden sie des Nächsten Wiegenkind erreichen?
aller Nächsten Wiegenkinder?

Pfeiler brechen unter schiefer Last.
Bewusste berechnen:
wie ein Menschenhaus steht.

Unschuldig war meine schlagende Hand.
Aber ich mit-trage die Schuld,
dass es dies Schlagen gibt.[121]

Trennungen

Die Trennung von ihrem Mann Hans Helmut machte Ruth C. Cohn
schwer zu schaffen. Eine »glückliche Ehe« wäre wohl Ruths Wunsch-
vorstellung gewesen, als sie nach Amerika kam. Klischees über die
Vorstellungen einer »guten Ehe« beschäftigten sie immer wieder:»Ich
selbst habe es bei meiner Scheidung noch so empfunden: an mir kann
nichts dran sein, ich bin wahrscheinlich keine richtige Frau, sonst
könnte sowas gar nicht passieren! In meiner Familie gab es so etwas
nie. Und für mich schien es klar, daß die Frau dafür verantwortlich
war, daß die Ehe gut war und blieb.«[122]

Auf Ruths Frauen- und Männerbild können wir nur aus zahlreichen Briefen und Notizen schließen. Aus ihrer Kindheit wissen wir,
dass ihr Vater eine gewisse Unnahbarkeit ausgestrahlt hatte und sich
offensichtlich mit der eigenen Tochter schwerer tat als mit dem Sohn;
dieser bekam allerdings öfter Prügel ab, was bei Ruth Zorn gegen den
Vater auslöste. Edith Zundel stellt fest, dass trotz Ruths beeindrucken-

der Erzählkunst ihre Männer- und Ehegeschichten insgesamt blass blieben. Vielleicht wollte sie, solange die Betroffenen noch lebten, nicht mehr erzählen. Auch wir halten uns an die Diskretion, obgleich es aufgrund der vielen tagebuchartigen Notizen im Nachlass diesbezüglich viel zu erforschen gäbe, was Ruths ambivalente Lebensgeschichte um neue Facetten bereichern würde.

»Später« so schreibt E. Zundel, »hat sie gelernt, nicht mehr nur zu warten und sich wählen zu lassen, wie es der Rolle der Frau in ihrer Jugend entsprach, sondern selbst gelegentlich zu wählen.«[123] H. Herrmann beobachtete bei Ruth noch im hohen Alter: »Mir fällt auf, auf wie vielen Fotos Männer um Ruth geschart sind. Obwohl sie viel mit Frauen ist, [...] gibt es bei ihr eine feine zusätzliche atmosphärische Schwingung, wenn es um die Begegnung mit einem Mann geht, besonders, wenn er sensibel und geistreich ist. Wenn ich Ruth sage, wie toll ich bei ihr, der Achtzigjährigen, dieses feinkultivierte Flirten finde, weist sie das lachend und ein wenig unwirsch zurück. Ihre Beziehungen zu Männern waren für ihr Selbstverständnis als Frau und ihr ganzheitliches Fühlen immer von großer Bedeutung.«[124]

Ihre zweite Partnerschaft ging Ruth mit Gustav Adolf Woltmann ein. Sie heiratete ihn im Jahr 1955 und war mit »GUS«, so nannte er sich mit seinem Künstlernamen, acht Jahre verheiratet. 1963 trennte sie sich auch von ihm. Die beiden blieben über die Scheidung hinaus freundschaftlich miteinander verbunden, bis GUS auf einer Safari tödlich verunglückte. Auch das Verhältnis zu ihrem ersten Ehemann, Hans Helmut, normalisierte sich nach anfänglichen Konflikten im Zusammenhang mit der Trennung. Schließlich repräsentiert der Name Cohn, wie uns der Amerikaforscher sagt, speziell unter amerikanischen Juden bis heute eine gehobene gesellschaftliche Stellung.

Das Gedicht »Scheidung« verrät den Schmerz der Trennungen, die für Ruth öfters im Leben anstanden:

Scheidung

Einst, als im großen Leuchten Deiner Augen
Schattenwände sanken,
fiel eine Träne in einen Kelch.
Der Kelch schluchzte.

Ich trage Deine Träne,
wie die Erde ihr Geheimnis trägt,
innen, unsichtbar,
unter blühenden Rosen.

Du Unvergiessbarer, Unverbrennbarer
gehst; – So gehe.

Unsinniges Meinen,
dass ein Menschenpaar
zerschneidbar sei
wie ein Regenwurm.

Wandre, Hülle, wandre.
Kalt sind Winternächte.
Kalt sind Eis-Augen.

Ich liebe
die dunkelroten Morgenrosen
im Tau-Leuchten.
Ich liebe
das Gras.

Mein Lieben
steigt geheimnisvoll
aus dem Brunnen
Deiner einen Träne.[125]

Auf Jobsuche

Tausende Migrant*innen stehen gegenwärtig in ganz Europa vor einer schwierigen Jobsuche. Selbst ein Studium und eine gute Ausbildung im Heimatland nützen oft wenig. In der Regel werden sie unter ihrer Qualifikation beschäftigt oder zur Untätigkeit verdammt. Dies hat bei vielen psychische Auswirkungen, die zusätzlich zum Fluchttrauma in eine seelische Zerrüttung hineinführen können.

Die Erwartung, dass die gut ausgebildete Psychoanalytikerin in Amerika eine ihrer Ausbildung angemessene Arbeit als Psychotherapeutin finden würde, wurde auch bei Ruth C. Cohn bitter enttäuscht. Als Nicht-Medizinerin wurde ihr die Zulassung zur Psychotherapie mit Erwachsenen verweigert, weil nur Mediziner*innen durch die zuständige Fachgesellschaft als Psychoanalytiker*innen zugelassen wurden. So riet man ihr im New Yorker Psychoanalytischen Institut, das für die berufliche Anerkennung zuständig war, Kinder zu therapieren, obwohl Ruth ein international anerkanntes Zertifikat als Analytikerin vorweisen konnte. Ruth war wütend und traurig zugleich. Warum sollten für die Therapie von Kindern andere Regeln gelten als für die von Erwachsenen? Waren Kinder minderwertiger als Erwachsene? Amerika zeigte sich für Ruth zwiespältig: Es war offen, lebenszugewandt, tolerant, unkonventionell und für schnelle Kontakte bereit; gleichzeitig erlebte sie auch die Unverbindlichkeit in den Beziehungen und ein rigoroses Gesetz, das ihre Berufschancen beschnitt.

Anliegen von außen kommen in den Blick

Um Arbeit zu finden und das Überleben der Familie zu sichern, begann Ruth C. Cohn mit einer Ausbildung zur Lehrerin an der progressiven Bankstreet School in New York City. In Wirklichkeit wollte sie nicht Lehrerin werden, sondern sich pädagogische Kompetenzen im Umgang mit Kindern aneignen, wie sie das bereits in einem Kindergarteneinsatz in der Schweiz begonnen hatte. Im Nachhinein stellte die Bankstreet School für die Analytikerin, die aufgrund ihrer Professionalität primär dem einzelnen Menschen, also dem »Ich« zugewandt war, eine entscheidende Horizonterweiterung dar. Nun wurden auch Lerngegenstände und Anliegen, die von außen kamen, wie das beim schulischen Lernen der Fall ist, bedeutsam. Ein Bewusstsein für die Sachanliegen und Inhalte, die Ruth C. Cohn im TZI-System als »Es« bezeichnet und als einen der vier Faktoren Lebendigen Lernens bestimmen wird, kommt ausdrücklich in den Blick.

Weitere Studien, eine neue Wohnform und der Aufbau einer Praxis

Die Ausbildung an der Bankstreet School war für Ruth nicht die einzige Möglichkeit, um persönlich und beruflich voranzukommen. Zwischen 1941 und 1944 machte sie psychotherapeutische Studien am William Alanson White Institute in New York. Dort beschäftigte sie sich insbesondere mit den Arbeiten von Harry Stack Sullivan. In dessen Ansatz ging es um interpersonale Therapie. Ruth konnte das Konzept mit den therapeutischen Erfahrungen verbinden, die sie bei Ruth Foster machte. Bei ihr lernte sie eine offene Form der Psychotherapie kennen, die auf zwischenmenschlichen Beziehungen gründete. Zusätzlich studierte Ruth an der Columbia University in New York und schloss ihr Studium mit dem Master Degree (M. A.) und einem Diplom für »Psychological Counseling« ab. Später bedauerte sie, dass sie sich ihre Studien nicht für ein Doktorat anrechnen ließ, was offensichtlich möglich gewesen wäre. Sie hatte die Anrechnung aus mangelnder Information versäumt; auch ein Phänomen, das unter Migrant*innen heute sehr bekannt ist.

Nachdem, wie bereits berichtet, Hans Helmut 1944 eine Stelle am Rockland State Hospital erhielt und auch Ruth in der dortigen psychiatrischen Abteilung kurzfristig gearbeitet hatte, übersiedelte die Familie 1946 in ein Haus in Englewood (New Jersey). Nach der Trennung von ihrem Mann wollte Ruth nicht allein mit den beiden Kindern

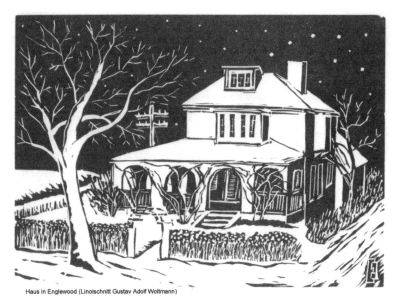

Haus in Englewood (Linolschnitt Gustav Adolf Woltmann)

Abb. 17: Haus in Englewood, Linolschnitt von GUS, Foto: M. Sch.

leben. So suchte sie nach einem Elternpaar, das Kinder im Alter von Heidi und Peter hatte. Spät in der Nacht entschied sie sich für eine Familie. »Mit dieser Familie habe ich dann sechs Jahre lang zusammen gelebt. [...] Unsere Kinder sind jetzt über vierzig Jahre lang befreundet geblieben.«[126] Die damals noch relativ neue Form des Zusammenwohnens zweier Familien hatte sich bewährt. Ruths Sohn Peter erzählte mir, dass die Vermietung eines Teils des Hauses in Englewood an eine zweite Familie auch aus finanziellen Gründen erfolgte. GUS, Ruths zweiter Ehemann, hat auf einem Linolschnitt das Haus in Englewood dargestellt, das Ruth zunächst als alleinerziehende Mutter und später die Familie ihrer Tochter Heidi mit ihrem Mann Arthur Weiner und den Kindern Elizabeth und Eric bewohnte.

Zwischen Englewood und New York City pendelnd, baute Ruth C. Cohn sukzessive eine psychotherapeutische Praxis in New York auf. In der ersten Zeit arbeitete sie nur abends, um tagsüber bei den Kindern sein zu können. Als sie sich endlich ein Auto und eine Haushaltshilfe leisten konnte, bedeutete das, wieder Freiheit, Freunde und frische Luft genießen zu können. Über den Aufbau der Praxis schreibt sie: »Meine Praxisräume? Der erste: ein mir für Stunden überlassenes Schlafzimmer in einer schäbigen Pension; der zweite: das Büro eines Kindergartens (nur am Abend); der dritte: zwei Zimmer einer Kellerwohnung neben der Warmwasserheizung. Im Sommer war es dort unerträglich heiß, oft über vierzig Grad Celsius. Meine Gesundheit litt – nicht aber die neue Praxis.«[127]

Die New Yorker Praxis betrieb Ruth C. Cohn bis 1973, also bis zur endgültigen Rückkehr nach Europa. Von 1963 an bis zur Ausreise wohnte Ruth in New York City.

Zwischen Resignation und Courage

Zweifellos war es für die Migrantin herausfordernd, mit all den persönlichen und beruflichen Risiken zurechtzukommen. Sie waren mit ständiger Angst und schlechtem Gewissen verbunden, den eigenen Kindern oder den Klient*innen nicht gerecht werden zu können, zu wenig zum Lesen zu kommen oder die Familie in Armut zu stürzen. Ruth fühlte sich in dieser Zeit mitunter wie gelähmt, sodass sie kaum das Telefon abheben oder aus dem Bett kommen konnte. Neben der Polyneuritis machten ihr depressive Schübe das Leben schwer. Doch wie schwer und frustrierend der persönliche und berufliche Anfang in Amerika auch war, sie resignierte nicht und gab nicht auf. Sie qualifizierte sich weiter, soweit es ihre Lebenssituation nur irgendwie zuließ. In ihrer persönlichen therapeutischen Begleitung wurde ihr immer bewusster: »Ich bin erwachsen, ich weiß, ich kann.«[128]

Möglicherweise war für Ruths Einsicht, dass – persönlich und gesellschaftlich – nicht Resignation, sondern Courage den Weg in eine menschlichere Zukunft öffnen würde, auch die Auseinandersetzung mit ihrem pessimistischen Freund Alfred Farau (1904–1972) klärend. Sie traf den österreichisch-jüdischen Immigranten erstmals 1948 in New York, nachdem er seinen Job als Tellerwäscher aufgegeben hatte. Farau, ein raunziger und pessimistischer Wiener Psychotherapeut und gleichzeitig wichtigster Schüler Alfred Adlers, war dem Konzentrationslager in Dachau entkommen. In Ruth C. Cohns Nachlass finden sich tagebuchartige Aufzeichnungen Alfred Faraus zu »Hitler in Oesterreich vom 13. März 1938 – 23. Juni 1939.«[129] Obwohl – oder vielleicht gerade weil – Farau ein hochtalentierter, tiefsinniger, an Metaphysik und Raumfahrt interessierter Mensch war, hatte er große Schwierigkeiten, in New York Fuß zu fassen. Ruth ermunterte ihn immer wieder, initiativ zu werden, sodass er es schließlich sogar bis zum Dekan des New-Yorker Adler-Instituts brachte. Nach dem frühen Tod des Freundes arbeitete Ruth C. Cohn dessen geistiges Erbe auf.

Die freundschaftlich-kritische Auseinandersetzung zwischen Farau und Cohn betraf grundsätzliche Lebensauffassungen, in denen sie sich nicht einig waren. Ruth schreibt:»Fred blieb in New York ein Außenseiter, der sich nach dem ›Riesenhäferl‹ von Zeit, Kaffee, Rauch und fortschrittlich-humanem Geist sehnte. Er faßte nie Fuß im turbulenten, von Reizen überfließenden, mußelosen New York. ›He was never with it‹, er machte nicht mit.«[130] Auch zu Psychotherapeut*innen, die ähnlich dachten wie er, blieb er auf Distanz. »Mich selbst betrachtete er als eine unbewußte Pionierin, in einer Außenseiterrolle wie er selbst. So wurde er vom partizipierenden Beobachter des Wiener Kaffeehauses zum brillanten Historiker und bitteren Zeitkritiker.«[131]

Der Konflikt zwischen »Ruth und Fred« entfachte sich vor allem am Verständnis und der Einschätzung des Existenzialismus.»… er haßte alles, was ihn an ›Existentialismus‹ oder an die ›Dummheit der Menschen‹ erinnerte – und das war sehr vieles.«[132] Beide verband die Überzeugung, dass sich die Psychologie von ihrem kausalistisch-deterministischen Menschenbild befreien müsste, um eine humanisierende Veränderung der Menschen zu fördern.»Wir glaubten nicht, daß Wille und Geist nur Nebenprodukte des menschlichen Organismus seien, wir gingen davon aus, daß sie wirksame Energie sein müßten. Wir glaubten, daß auch die Atome des Gesteins bereits die Kraft des Lebens in sich tragen, obwohl wir nicht über das Wie dieser Möglichkeit sprachen.«[133] Farau »hoffte auf eine Psychologie, die auf Metaphysik basieren würde.«[134] Für ihn gab es Verbindungen zwischen den Entdeckungen der Parapsychologie und der Möglichkeit, dass es im

Weltraum höher entwickelte Lebewesen geben könnte, durch welche die Menschheit möglicherweise verändert würde. »Er erwartete den Anbruch einer neuen kosmischen Religiosität, die durch die Raumfahrt und durch die Entwicklung parapsychologischer Fähigkeiten entstehen würde.«[135]

Therapeutische »Explosion« und neue Berufschancen

Es ist heute kaum vorstellbar, welche Fülle an neuen Therapieformen sich in den 1950er- und 1960er-Jahren in Amerika entwickelte. Die meisten von ihnen standen im Kontext der »Humanistischen Psychologie«. Im Rahmen dieses Buches ist es unmöglich, dieser therapeutischen »Explosion« auch nur einigermaßen gerecht zu werden. Mein Blick richtet sich auf einige wichtige Lernerfahrungen, die Ruths Entwicklung zu einer »Therapeutin gegen totalitäres Denken« prägten.

Im amerikanisch-therapeutischen Umfeld von Ruth C. Cohn half es ihr enorm, dass sie bereits im Mai 1941 mit Theodor Reik, einem Schüler und lebenslangen Freund Sigmund Freuds, Verbindung aufgenommen hatte. In einem handschriftlichen Brief warnte sie dieser zwar, mit ihm in Kontakt zu sein. Es könne ihr bei der Psychoanalytischen Gesellschaft, von der sie als Nicht-Medizinerin abgelehnt wurde, nur schaden. Auch er sei, wie Ruth, Nicht-Mediziner. Doch auf Dauer widersetzte sich Reik den Monopolansprüchen der Mediziner auf die Psychotherapie erfolgreich. Zusammen mit Kolleg*innen gründete er das psychoanalytische Ausbildungsinstitut »National Psychological Association for Psychoanalysis« (NPAP), das Gesetze gegen Nichtmediziner*innen verhindern konnte. Reiks Schriften, vor allem »Der überraschte Psychologe«[136] und »Geständniszwang und Strafbedürfnis«[137] überzeugten Ruth. »Die von ihm so eindrücklich geschilderte Fähigkeit, mit dem ›dritten Ohr‹ Patienten zuzuhören, das heißt, das Unbewußte des Therapeuten in den Dienst des Zuhörens zu stellen, wurde für mich zu einer wichtigen Aufgabe und zum wertvollsten Werkzeug psychotherapeutischen Arbeitens.«[138] Ruth beteiligte sich am Aufbau des Instituts und war bald Chairperson des Ausbildungskomitees.

Den Körper wahrnehmen und einbeziehen

In den USA wurde für Ruth C. Cohn nicht nur Theodor Reik, sondern auch Wilhelm Reich (1897–1957) wichtig. Er war ebenfalls ein Schüler Sigmund Freuds. Sein Interesse war, den Zusammenhang von seelischen Traumata und körperlichen Blockierungen zu erforschen. Wilhelm Reich begründete die sogenannte »Charakteranalyse« und zeigte die gesellschaftlichen Bedingungen in ihren Auswirkungen auf die psychosoziale Entwicklung des Einzelnen auf. Sein Werk »Massenpsychologie des Faschismus«[139] ist im Hinblick auf das Entstehen neuer faschistischer Muster bis heute wichtig.[140]

Ruth C. Cohn konnte im Zusammenhang mit Reichs Arbeiten an ihr »Gindler-Training« anschließen, das sie bei Carola Speads bereits während ihrer Schulzeit in Berlin gemacht hatte. Damals half es ihr in der Auseinandersetzung mit ihrer eigenen Körperlichkeit. C. Speads »war die erste Erwachsene, die mit mir ›wie mit einer Erwachsenen‹ über Sexualität sprach. Vielleicht wäre ich sonst nicht zu den Stunden gegangen«[141], schreibt Ruth. Für die Jugendliche führte die Beschäftigung mit dem Körper zu temperamentvollen Auseinandersetzungen mit ihrem Vater über freie Liebe. Erst später, während ihrer Analyse, begriff Ruth, dass das Bewusstwerden körperlicher Empfindungen den Körper heilen kann, so wie das Bewusstwerden von Gefühlen, die Seele.[142]

Aus Erfahrungen mit Jacob Levy Morenos Psychodrama übernahm Ruth C. Cohn die Achtsamkeit auf Körpersignale und eine kreative Weise der Gruppenarbeit, wie sie in dessen Gruppenpsychotherapie praktiziert wurde. Auch über ihre Freundin Asya L. Kadis, eine Lettin, die bei Alfred Adler in Wien ihre psychoanalytische Ausbildung gemacht hatte und 1940 in die USA gekommen war, näherte sich

Ruth C. Cohn, zunächst sehr zögernd, der Therapie in Gruppen. Asya und Ruth freundeten sich an. Asya begleitete Tochter Heidi in einer schwierigen Zeit therapeutisch.

Das Wir im Hier und Jetzt

Ruth kam auch mit der gruppendynamischen Bewegung, die Carl Rogers die »soziale Erfindung des Jahrhunderts«[143] nannte, in Kontakt. Dass die Gruppendynamik von einem Trainings- und Forschungsseminar in Connecticut ausging, auf dem die gerechte Behandlung Arbeitsuchender, also ein soziales Anliegen, im Zentrum stand, entsprach Ruths sozialer Empathie, die sie seit der Kinderzeit begleitete. Im Gegensatz zu den klassischen Psychotherapeut*innen, die psychisch Kranke, vor allem durch den Rückgriff auf ihre Kindheitsängste, behandelten, beschäftigten sich die Gruppendynamiker*innen mit der Selbsterfahrung Gesunder im Hier und Jetzt des Gruppenprozesses. Ihr Anliegen war es, Sensibilität und Kommunikation zu fördern, das Verhaltensrepertoire zu bereichern und Eigenständigkeit im Umgang mit Autoritäten zu erreichen. Psychotherapeut*innen und Gruppendynamiker*innen war gemeinsam, dass sie auf der Beziehungs- und nicht auf der Inhaltsebene arbeiteten. Für Ruth C. Cohns Zugang zur Gruppenarbeit war auch George Bach, der Gründer und Direktor des Instituts für Gruppenpsychotherapie in Los Angeles, wichtig.

In der Humanistischen Psychologie verankert

Hinter den vielen neuen therapeutischen Ansätzen, die Ruth C. Cohn in Amerika beeinflussten und die sie differenziert aufgriff, stand die »Dritte Kraft« der Psychoanalyse, die Humanistische Psychologie, als deren Vertreterin sie sich verstand und als die sie später auch in Europa wahrgenommen wurde. Gemeinsam mit Abraham Maslow,

Charlotte Bühler, Carl Rogers, Rollo May, Viktor E. Frankl, Erich Fromm, Virginia Satir u. a. sah sich Ruth C. Cohn in der Humanistischen Psychologie verankert. Für sie war sie der »Ausdruck der zeitgeschichtlichen Auflehnung gegen die Einseitigkeit der Aufklärungswerte wie Rationalität, Fleiß, Sparsamkeit, Tradition und ›Man macht das doch so‹ – Auflehnung gegen die Philosophien des Positivismus, des Nihilismus, des Relativismus.«[144] Insofern war für Ruth C. Cohn die Verbindung der Humanistischen Psychologie zu den sozialen Bewegungen, die in Amerika bereits bestand, sehr wichtig. Humanistische Psychologie ist nicht so sehr das Werk einzelner Vertreter*innen. Ruth sah sie »als Zeichen des Protestes gegen die Zivilisation, die zur Entfremdung, Entseelung, zur Sinnen- und Sinnlosigkeit geführt hatte. So entstand der Wunsch nach Echtheit, nach authentischer Begegnung, nach Ausdruck von Gefühlen, der Wunsch, natürlich zu leben, Floskeln und Masken fallen zu lassen.«[145]

1961 erhielt Ruth C. Cohn die erste Einladung zur neugegründeten American Academy for Psychotherapists (AAP). Deren Kongresse ohne Vorträge, aber mit vielen Lehr- und Lernangeboten in unterschiedlichsten Räumen, entsprachen ihr sehr.

Erlebnistherapie als berufliche Basis

Eine der wichtigsten Entdeckungen – und über Jahre auch ihre berufliche Heimat – wurde für Ruth die Erlebnistherapie (Experiential Therapy) mit Vertretern wie Carl Whitaker und später James F. Bugental. In der Erlebnistherapie versucht der Therapeut bzw. die Therapeutin eine partnerschaftliche Begegnung mit den Klient*innen aufzubauen. Die authentische Kommunikation zwischen den beiden steht im Zentrum der Therapie. Der Mensch wird als psychosomatische Einheit gesehen, was für Ruth C. Cohn schon lange wichtig war. In der Erlebnistherapie geht es weniger um die frühe Kindheit, sondern mehr um das Hier und Jetzt der Therapiebeziehung und der Lebenssituation der Klient*innen, wie das auch in der Gestalttherapie der Fall ist. Hier stehen nicht Symptom und Krankheit im Vordergrund, sondern der ganze Mensch mit seinen Stärken und vor allem mit seinen Möglichkeiten zu autonomer Entscheidung und Selbstverwirklichung. Die Erlebnistherapie war eine Therapie nach dem Herzen Ruth Cohns und eine Bestätigung dessen, was sie schon selbst als Methode entwickelt hatte. Den größten Eindruck auf Ruth machte in diesem Zusammenhang Carl Rogers, der mit der Fähigkeit arbeitete, sich voll auf den anderen zu konzentrieren und sich gleichzeitig in sich selbst zu versenken, sodass ein Verstehen aus der Tiefe heraus möglich wurde. Das erste deutschsprachige TZI-Buch von Matthias Kroeger verbindet die Konzepte von Ruth C. Cohn und Carl Rogers im Hinblick auf eine »Themenzentrierte Seelsorge« [146].

Der »TZI-Traum«

In der Art und Weise, wie Ruth C. Cohn mit der »therapeutischen Explosion« umging, wird deutlich, dass sie auch in fachlicher Hinsicht einander ausschließenden Alternativen entkommen wollte. Für sie ging es nicht um Psyche *oder* Körper, Einzeltherapie *oder* Gruppentherapie, Beziehungsarbeit *oder* inhaltliches Lernen. Ein Traum, in dem sie eine gleichseitige Pyramide sah, die ihr zur Präzisierung ihrer Arbeitshypothese verhalf, wird oft als Entdeckungsereignis der »Theme-centered Interactional Method (TIM)«, der »themenzentrierten-interaktionellen Methode« gesehen, die sie später in Themenzentrierte Interaktion (TZI) umbenannt hatte. Ruth schreibt: »Ich hab's erträumt. Ich erzählte ihnen von der bildhaften Darstellung einer gleichseitigen Pyramide in meinem Traum, die im Erwachen mir die theoretische Fundierung für meine Arbeitshypothese gab: Die Einzelnen, die Interaktion der Gruppe, die Sache, die Umgebungsfaktoren – alle hatte ich in der Praxis schon als gleichgewichtig behandelt. Der Einzelne ist so wichtig wie alle, alle so wichtig wie die Sache, die Sache so wichtig wie Ort, Zeit, Situation, in der die Gruppe sich trifft. Diese Arbeitshypothese als Grundlage für jede arbeitende Gruppe würde nun nicht nur praktisch angewendet, sondern auch theoretisch gelehrt werden können, was eine überwältigende Perspektive eröffnete: pädagogisch, didaktisch, wissenschaftlich, organisatorisch, wirtschaftlich, politisch.«[147] Der besseren Darstellbarkeit wegen wurde aus der Traumpyramide ein gleichseitiges Dreieck in einer Kugel. Die Ecken des Dreiecks bezeichnen die gleichgewichteten Faktoren. Der »Globe«, als Kugel dargestellt, tangiert alle drei anderen Faktoren.

Die TZI ist ein offenes System, das sich in Prozessen realisiert, in denen die einzelnen Faktoren eine gleichgewichtige Rolle spielen und sich dialektisch zueinander verhalten, wobei immer wieder eine »Dynamische Balance« zwischen den Elementen herzustellen versucht wird. In einem solchen Prozess vollzieht sich »Lebendiges Lernen«, wie Ruths Kollege Norman Liberman zu sagen pflegte. Letzterer prägte den Begriff des »Living-Learning«, der die TZI am klarsten von explizit therapeutischen Prozessen unterscheidet, ohne einen absoluten Gegensatz zu konstruieren. Dem »Lebendigen Lernen« steht das »Tote Lernen« entgegen, das sich nur auf den Inhalt oder Lehrstoff, also auf das »Es« bezieht. Im Unterschied dazu lebt Lebendiges Lernen aus der bereits beschriebenen Dynamik aller Faktoren. Um zu verdeutlichen, dass in einer themenzentrierten Interaktion das (formulierte) Thema im Mittelpunkt steht, das einmal mehr aus dem Es-Faktor, dann wieder eher aus der Ich-, oder Wir-Ecke oder dem Globe kommt bzw. die Faktoren verbindet, hat sich seit mehreren Jahren eingebürgert, das Thema in die Mitte des gleichseitigen Dreiecks in der Kugel zu schreiben.

Ein Tabu wird zum Thema

Ruth C. Cohn »träumte« die gleichseitige Pyramide auf einem sogenannten »Gegenübertragungsworkshop«, den sie im Herbst 1955 für junge Psychotherapeut*innen angeboten hatte. Die Intention dieses Workshops war, ein psychoanalytisches Tabu zu bearbeiten. Aus der eigenen Analyse wissen Therapeut*innen, dass der Umgang mit Übertragungen der Klient*innen zum Grundinventar psychoanalytischer Ausbildung gehört. Die Gegenübertragung der Analytikerin bzw. des Analytikers auf die jeweilige Klientin bzw. den jeweiligen Klienten war aber in der Psychoanalyse zunächst tabu; sie wurde verschwiegen. Ein analysierter Mensch, also eine Therapeutin bzw. ein Therapeut durfte eigentlich keine Gegenübertragung haben.

Ruth machte das Tabu zum Thema des Ausbildungsseminars. Das brauchte Courage. Ihre Risikobereitschaft war auch in diesem Fall stärker als die Furcht, eine schlechte Nachrede in der Therapeut*innenzunft zu haben. Die erfahrene Psychotherapeutin erzählte den jungen Kolleg*innen gleich zu Beginn des Workshops einen eigenen Fall, mit dem sie in eine Stagnation hineingeraten war. Sie lud die Kolleg*innen zu ausführlichen Assoziationen ein. Am Ende entdeckte sie bei sich jenen Moment der Leere, welcher der Wendepunkt zum erlösenden Einfall war, obwohl sie Perls' Impasse-Begriff damals noch gar nicht gekannt hatte. Edith Zundel resümiert: »Es wurde ein faszinierendes Seminar und der Beginn dessen, was sie später als ›Lebendiges Lernen‹ in ihrer TZI-Methode entwickelte. Diese Arbeit machte sie bald nicht nur in Therapeutenkreisen bekannt und gesucht, sondern auch bei Sozialarbeitern, in der Industrie, bei Künstlern und Lehrern. Für sie war es ein Ansatz zur ›Gesellschaftstherapie‹, das Therapiezimmer war ihr zu eng geworden. Mit Freunden gründete sie 1966 das Workshop Institute for Living-Learning, kurz WILL.«[148]

Der innovationsfreudige Globe

Die Gründung von WILL fiel in die Zeit eines generellen Aufbruchs in Amerika. Allein 1965 wurden in Amerika vier innovative Gesetze verabschiedet. Sie betrafen das Wahlrecht, die Immigration, das Gesundheitswesen und die Bildung[149]: Alles gesellschaftsrelevante Themen. Das war auch für Ruth C. Cohn ein günstiger Kontext, die gesellschaftspolitischen Intentionen umzusetzen, für die sie WILL gegründet hatte. »In einer brutal ungerechten und heute der ›Endlösung‹ zueilenden Welt« war für sie die »TZI innerhalb der konstruktiven Bewegungen *ein* Beitrag zur Möglichkeit, persönliches und gesellschaftliches Zerstörungspotential wahrzunehmen, zu verstehen, sich selbst einzugestehen und damit Kraft und Zuversicht zu gewinnen, es überwinden zu helfen.«[150] Die politische Intention, die durch den gesellschaftlichen Aufbruch unterstützt wurde, verband sich bei Ruth C. Cohn mit einer intuitiven Einsicht in Zusammenhänge, die oft isoliert voneinander stehen und damit verabsolutiert werden können.

Es geht um Welt- und Menschenverständnis und um Werte

Ruth C. Cohn musste bald erkennen, dass TIM von manchen Menschen rein methodisch angewendet wurde, wie das bis heute immer wieder der Fall ist. Vermeintlich TZI-Kundige zeichneten das gleichseitige Dreieck in der Kugel auf Tafel oder Flipchart, fügten ein paar Hilfsregeln, etwa »Sprich per Ich und nicht per Man«, hinzu, und erklärten, dass das TZI sei. Doch ohne das zugrundeliegende Welt- und Menschenverständnis, die ethischen Grundlagen und das Wissen um die Allverbundenheit, die alles zusammenhält, ist die TIM bzw. TZI »wie Streichhölzer im Heuschober«[151], die zwar schnell ein Strohfeuer entfachen können, denen aber der nötige Tiefgang fehlt, um nachhaltig zu wirken. Eine apodiktisch behauptete, formal eingesetzte TZI kann im schlimmsten Fall zu einem totalitären Muster verkommen.

Gestaltdenken und Gestalttherapie

Ruth C. Cohns integrative Perspektive wäre unvollständig, wenn der Blick nicht auch auf das Gestaltdenken und die Gestalttherapie fiele. Aus Ruths Berliner Zeit wissen wir, dass sie als Studentin Wolfgang

Köhler gehört hatte, dessen Vorlesungen großen Eindruck auf sie machten. Köhler gehörte zusammen mit Kurt Lewin, Kurt Koffka, Kurt Guss, Wolfgang Metzger, Max Wertheimer u. a. zu den Klassikern des Gestaltdenkens. Die Gestalttheorie und -psychologie verbindet sich auch mit dem Werk Goethes, das in Ruths Leben einen besonderen Platz einnahm. Von 1965 bis 1966, also unmittelbar vor der Gründung von WILL–New York, war Ruth in einer gestalttherapeutischen Arbeitsgruppe mit Fritz Perls, von der sie für ihr eigenes Konzept viel profitierte.[152] Fritz und Laura Perls gelten als Begründer der Gestalttherapie.

Als Ruth C. Cohn Fritz Perls kennenlernte, war dieser der große Skeptiker in der Therapeut*innenszene. Er nannte alle Therapeut*innen Scharlatan*innen, inklusive sich selbst. Der Unterschied sei nur, dass er es wisse. In Perls' therapeutischer Begleitung gewann Ruth allerdings entscheidende Einsichten in ihre eigene Psyche, besonders was die innere Auseinandersetzung mit ihrem Vater betraf, von dem sie sich nicht entsprechend gehört gefühlt hatte. Die immer wieder neue Aufforderung »Listen to me«, die sie nach Perls' Anweisung an jede Gruppenteilnehmerin und jeden Gruppenteilnehmer richten musste, brachte sie in jenen Impasse, in das Gefühl totaler Leere, von dem sich Perls die Lösung erwartete. Und tatsächlich: Durch die Starre hindurch sah Ruth plötzlich einen Baum voller Vögel, Blüten und Früchte, einen Lebensbaum, der sie selbst war.

Ruth C. Cohn in guter Gesellschaft

Ruth C. Cohn traf faktisch nie mit ihren Kolleg*innen zusammen, mit denen sie sich in der Entwicklung ihres eigenen Ansatzes – mehr praktisch als theoretisch – auseinandergesetzt hatte. Zur theoretischen Auseinandersetzung hatte sie erst nach ihrer Rückkehr nach Europa Zeit und Energie. Um aber die wechselseitig-kritische Auseinandersetzung besser vorstellbar zu machen, aus welcher die TIM bzw. TZI in Amerika geboren wurde, hat sie José Gamboa virtuell ins Bild gesetzt.

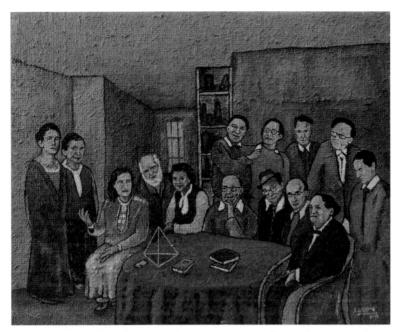

Abb. 18: José Gamboa, Ruth im Kreis von Kolleg*innen, Öl auf Jute, 24 x 30 cm, 2019, gefertigt für dieses Buch.

Ruth erläutert ihr Konzept anhand der gleichseitigen Pyramide.

Neben Ruth, die ihren Kolleg*innen ihren TIM-Traum erklärt, sind auf dem Bild dargestellt: In der ersten Reihe von links nach rechts: Charlotte Bühler, Laura und Fritz Perls, Virginia Satir, Carl Rogers, Alfred Farau, Theodor Reik, Jakob Levy Moreno. In der hinteren Reihe finden sich von links nach rechts Abraham Maslow, Rollo May, Wilhelm Reich, Erich Fromm und Elsa Gindler. Ruths Beziehung zu Erich Fromm war angespannt. Hans Helmut war bei ihm in Analyse.

Die Wende

So schwierig die ersten Jahre für Ruth C. Cohn in Amerika auch waren, die letzten Jahrzehnte im »gelobten Land« brachten eine Wende. Obwohl sie privat sehr belastet war, begann sie neben der psychotherapeutischen Praxis ab den 1950er-Jahren zahlreiche Aufsätze zu schreiben. Viele davon verbinden biografische Erfahrungen mit fachlich-inhaltlichen Themen. Eine Reihe davon findet sich, ins Deutsche übersetzt, im Sammelband »Von der Psychoanalyse zur Themenzentrierten Interaktion«[153]. Ein Buchprojekt, das sie in Amerika begonnen hatte, konnte sie dort nicht mehr abschließen. Auch Ehrungen standen an, bevor Ruth nach Europa zurückging. So wurde sie 1971 von der New York Society of Clinical Psychology als »Psychologist of the Year« ausgezeichnet.

Evelyn Challis, mit der ich im Sommer 2019 in Santa Monica sprechen konnte, bestätigte mir, was auch aus den Protokollen der zu »WILL-Amerika« ausgeweiteten Institution hervorgeht, dass die Rückkehr von Ruth C. Cohn nach Europa für sie persönlich, aber auch für die WILL-Bewegung einen großen Verlust bedeutete. Noch in den 1980er-Jahren gab es sehr hoffnungsvolle Treffen von WILL-Amerika. Schritt für Schritt löste sich WILL-Amerika auf, was Ruth mit großer Sorge verfolgte. Bernhard Kempler, em. Professor an der Atlanta University, den ich in Paris getroffen hatte, war davon überzeugt, dass das konkurrenzbestimmte Bildungssystem und das kapitalistische Wirtschaftssystem für die TIM-Initiative kaum Spielraum ließen.

Noch 1973, als Ruth bereits zwischen den USA und Europa pendelte, wurde sie zur Gastprofessur an die Clark University eingeladen, an der S. Freud einst ein Ehrendoktorat erhalten hatte. Sie setzte sich kritisch mit dem akademischen Lehr- und Forschungsbetrieb auseinander und bahnte während eines knappen Studienjahres Schritte zu einer neuen Kommunikationskultur an, wie aus einem Dankesschreiben der Universität hervorgeht. Ruth kehrte mit der Einsicht in die Dialektik und Dynamik eines werte- und verantwortungsbezogenen Lern- und Kommunikationsgeschehens nach Europa zurück, das Menschen in ihrer Selbstleitung bestärken und damit widerständiger gegenüber autoritärem und totalitärem Denken machen würde.

Daheim in den Herzen der Menschen

Europa (ca. 1968 bis 2010): Vom ca. 56. bis zum 98. Lebensjahr

Der vierte und letzte Raum für das Gespräch öffnet sich im Kontext von Ruth C. Cohns Leben und Werk nach ihrer Rückkehr aus dem amerikanischen Exil nach Europa. Diese vollzog sich in Etappen innerhalb eines Zeitraums von ungefähr vier Jahren. Deshalb überschneiden sich auch die angegebenen Daten. Ruth pendelte von 1968 an zwischen den USA und ihren jeweiligen Einsatzorten in Europa, bis sie sich endgültig in der Schweiz niederließ. Ihre viermonatige Mitarbeit in der Stätte der Begegnung e.V./Vlotho zur »Förderung von Innovation und Kooperation im örtlichen Gemeinwesen« spielte für ihre politische Sensibilisierung in Europa eine wichtige Rolle. Auch für den längsten Lebensabschnitt werde ich meinem Fokus treu bleiben und die Aufmerksamkeit auf die Migrantin, Poetin und Therapeutin gegen totalitäres Denken richten. Dass ich dafür die biografische Vollständigkeit hintanstellen muss, liegt auf der Hand. Es ist mir auch wichtig, bisher weniger bekannte Aspekte aufzuzeigen, die aber für gegenwärtige gesellschaftliche Auseinandersetzungen bedeutsam erscheinen.

Verlorene Heimat

Sowohl für Migrant*innen als auch für sogenannte Einheimische ist die Heimat von großer Bedeutung. Nicht umsonst werden die Debatten über Heimat in vielen politischen Auseinandersetzungen und Wahlkämpfen emotional geführt. Neu aufkommende Nationalismen machen sich die Emotionalität, die mit dem Wort Heimat bei manchen Menschen verbunden ist, zunutze. Wie näherte sich die Migrantin Ruth C. Cohn ihrer ehemaligen Heimat wieder an? Und wie zeigte sich ihre Auseinandersetzung mit dem nationalistischen Denken, als sie nach Europa zurückkam?

Ruth hatte bereits 1964, also vier Jahre bevor sich ihre Rückkehr nach Europa anbahnte, Berlin, die Stadt ihrer Kindheit und frühen Jugend, und auch ihr ehemaliges Elternhaus kurz besucht. Helga Herrmann berichtet davon: »Beim Verlassen bleibt sie vor der Türe stehen. Wo früher weicher Rasen war, ist jetzt ein Parkplatz. Ihre Schuhe sind naßgetropft. ›Es hat doch gar nicht geregnet‹, denkt sie und spürt plötzlich die Tränen, die über ihr Gesicht laufen. Es weinte und floß aus ihr heraus. Mir fällt ihr Satz ein: ›Ich werde nie wieder eine Heimat haben, außer in den Herzen der Menschen.‹«[154] Dieser Satz steht im Zusammenhang mit einem Traum, den Ruth in der letzten Nacht in Zürich, vor ihrer Emigration in die USA, geträumt hatte. In Erica Brühlmann-Jecklins Aufzeichnungen fügt sie dem Satz von der territorialen Heimatlosigkeit noch hinzu: »Heute denke ich, das stimmt zwar, aber Heimat ist vielleicht dort, wo ich Geborgenheit erlebe und kreativ arbeiten kann. Wenn diese Dinge da sind, ist ein Heimatgefühl möglich.«[155]

H. Herrmann erinnert daran, dass Ruth beim Thema »Heimat oder Heimatlosigkeit« stets Tränen in den Augen standen.[156] Zu schmerzvoll waren die Narben, welche die zweifache Emigration zurückgelassen hatten. Zu viel war in ihrem ehemaligen Heimatland geschehen, als dass sie dort jemals wieder Heimat finden konnte. Zwar wehrte Ruth C. Cohn die These von der Kollektivschuld der Deutschen ab. Sie sprach nie von den Deutschen als Nazis, sondern immer von den Nazis in Deutschland. Ruth war der Ansicht, dass das, was in Deutschland geschehen war, sich überall in der Welt hätte ereignen können. Sie war auch überzeugt davon, dass es, in welcher Form auch immer, wieder geschehen könne. Freilich hatten in Deutschland und Österreich die ersten beiden Perioden der Hitlerisierung ihren Ausgang genommen: Die Zeit »vor« Hitler, die das totalitäre Regime vorbereitete, wie das im Austrofaschismus in Österreich der Fall war.

Dann das NS-Regime. Der dritten Periode, der »ongoing hitlerization« zu wehren und totalitäre Muster erst gar nicht aufkommen zu
lassen bzw. sie zu transformieren, war Ruth C. Cohn vor allem in jenen Ländern wichtig, wo Menschen lebten, die von allen drei Perioden
der Hitlerisierung betroffen waren.

Eine Ahnung wird Wirklichkeit

Hatte Ruth C. Cohn geahnt, dass sie je wieder nach Europa zurück-
kehren werde? Als sie Helmut Stolzes Einladung zum Jahreskongress
des »Deutschen Arbeitskreises für Gruppenpsychotherapie und Gruppendynamik« (DAGG) nach Wien im September 1968 folgte, hatte das
ausschließlich fachliche Gründe. Stolze, der Leiter der Lindauer Psychotherapiewochen und damalige Vorsitzende der DAGG, war auf
Ruth aufgrund eines Artikels aus dem Jahr 1952 zur »psychosomatischen Analyse«[157] aufmerksam geworden. Dieser Aufsatz gab einen
guten Einblick in ihre damaligen Einstellungen als Therapeutin.

Als Ruth die Einladung nach Wien erhielt, hatte sie – mit Aus-
nahme der bereits erwähnten Kurzvisite in Berlin und einer Schiffsreise zum WHO-Kongress in England – seit ihrer Emigration nie
mehr deutschen bzw. europäischen Boden betreten. So hatte sie bei
ihrem Besuch in Wien wohl auch nicht daran gedacht, nach Europa
zurückzukehren. Zu dieser Zeit hatte sie Pläne für die Stabilisierung
und den weiteren Ausbau von WILL–Amerika einschließlich WILL–
Kanada und WILL–Florida. Ein in Amerika geplantes Buchprojekt
sollte seinen Abschluss finden.

Auch wenn für Ruth vieles gegen eine Rückkehr sprach, mag sich
in ihrem Unterbewusstsein diesbezüglich etwas bewegt haben: Im
Nachhinein erinnert sie sich an ein Gedicht, das sie, einige Jahre bevor
sich die Rückkehr nach Europa anbahnte, geschrieben hatte. Es ist das
Gedicht »Springbrunnen«, das entstand, indem ihr wieder deutsche
Wörter in den Sinn kamen.

Springbrunnen
Words – German words and songs
they were my mother
like hallway light and friendly steps at night.
»Guten Abend, gute Nacht, mein Kind«
»Sleep little princess …«
(She fitted words to match a daughters's size.)

Evil boots beat on the darkened staircase
They trampled lullabies and light
and almost everything – –
Her too.

The German words drowned into parting seas.

There came to me the image of a fountain
of faded years ago.
Berlin
        And she
white-leather button shoes.
The lilac petal patches
bobbed doubly up and down
as I threw pebbles in the rounded pool.

And through forgotten shimmer of cascadic sprays
arose into my English speaking mind
a German word:
        »Springbrunnen« – Jumping fountain
and splashed about
around my Rainer Rilke's »Childhood« little sailboat
Das Kreise, immer weitre Kreise um sich zog)
Weaving ever widening circles into waves.[158]

Die Amerikanerin auf der europäischen Bühne

In den ca. dreißig Jahren ihres zweiten Exils war Ruth C. Cohn »Amerikanerin« geworden. Dies nicht nur, weil sie bereits am 23. 4. 1947 in die USA eingebürgert worden war, sondern vor allem aufgrund dessen, wie sie bezüglich ihrer Sprache, ihrer Kleidung und ihres Lebensstils in Europa wahrgenommen wurde. Nach den geschilderten Anfangsschwierigkeiten in den USA therapierte, dichtete und publizierte Ruth auf Englisch. Ihre Kinder, Enkel und viele Freund*innen waren Amerikaner*innen. Peter erzählte mir, dass unter Bekannten und Freund*innen auch in Amerika immer wieder Deutsch gesprochen wurde. Ruth ermahnte dann die Gesellschaft, doch Englisch zu sprechen, weil der Sohn sonst nichts verstünde. Ruth C. Cohns wichtigste Entdeckung, die »Theme-centered Interactional Method« (TIM) fiel in die amerikanische Zeit. Die TZI ist ja nicht, wie das in Indien oft wahrgenommen wird, ein deutsches bzw. europäisches Konzept, sondern kommt, wie praktisch alle Ansätze im Kontext der Humanistischen Psychologie, aus den USA. Für Ruth war WILL *das* Modell für die institutionalisierte TZI-Bewegung, für Ausbildung und Forschung, das sie nach Europa mitgebracht hatte.[159]

Bereits auf dem Kongress in Wien freundete sich Ruth C. Cohn mit Annelise Heigl-Evers und Franz Heigl, Ingeborg Bojan von Plotho und Ilse Seglow an, was regelmäßige Einladungen zu den Gruppentherapie-Konferenzen nach Bonn, an das Psychotherapeutische Institut in London und zu den Lindauer Psychotherapiewochen zur Folge hatte. Eine frühe TZI-Lehrerin traf Ruth C. Cohn erstmals auf dem Kongress in Lindau 1971. In einem Geburtstagsbrief an Ruth erinnert sie sich zwanzig Jahre später noch genau an die erste Begegnung:
»Kurz vor Beginn Deiner Demonstration im Theater begegnete mir im Foyer im Vorbeigehen eine Frau, die durch die Art ihrer Kleidung im allgemeinen Gewühl einfach auffallen musste: Ob die Schleife aus Chiffon im Haar auch lila war, weiss ich nicht mehr (wahrscheinlich nicht), aber alles andere war angesichts soviel anderer stupider Eleganz oder Lässigkeit einfach herausragend: die Bluse war zwar schlicht weiss, aber dann kam ein tomatenroter, glockiger Filzrock mit einer

Bordüre bunter Blumenapplikationen rund um den schwingenden Saum, dann schwarze Nylonstrümpfe und tomatenrote Spangenschuhe mit halbhohem Absatz. Ich sah Dir nach und fand Dich in diesem Milieu sehr mutig. Wie verblüfft war ich aber dann eine halbe Stunde später, als die Frau mit dem roten Rock, den schwarzen Strümpfen und den roten Schuhen auf die Bühne trat, um ca. fünfhundert neugierigen Kongressteilnehmern ihre Methode der TZI (damals noch TIM) nahezubringen. Du erinnerst Dich selbst an die zwiespältige Reaktion auf Deine unorthodoxe Lehrmethode. […] Nun, die Wirkung auf Deine Art der TZI-Vorstellung war ja sehr emotional: Empörung und Begeisterung, etwas Laues gab es kaum dazwischen. Nur meine ich heute: Die Begeisterten waren doch in der Minderzahl.«[160]

Trotz der nicht gerade euphorischen Zustimmung, die Ruth C. Cohn mit ihrem TIM-Konzept am Anfang in Europa erfuhr, bezeichnet sie Edith Zundel als ein »Naturereignis«, das aus den USA nach Europa kam. Die »faszinierende Amerikanerin als Spezialistin mit enormem Wissen und Können von Therapieformen« wurde bewundernd und kritisch wahrgenommen. Sie führte in Therapiekonzepte ein, die in Europa fast unbekannt waren. Neben der Gestalt- und Erlebnistherapeutin war sie die »Mutter der TZI-Methode«. Ruth C. Cohn vermochte die Analytiker*innen, denen sie zugehörte, mit den Vertreter*innen der humanistischen Psychologie ins Gespräch zu bringen, weil sie auch eine der bekanntesten von ihnen war. Sie vermittelte in einer Zeit, in der nach 1968 vieles im Umbruch war, hinterfragt und abgewertet wurde, eindeutig Werte. E. Zundel schreibt: »Manche vergleichen sie mit Theresa von Avila, der spanischen Heiligen, […] andere mit Paolo Freire, dem Autor der ›Pädagogik der Unterdrückten‹. Sie selbst hält sich an das Prinzip 60 : 20 : 20. ›60 Prozent meiner Zuhörer bin ich gleichgültig, 20 Prozent können mich nicht leiden, und 20 Prozent sind begeistert‹.«[161]

Die »Amerikanerin« brauchte Zeit, um den Pendelverkehr zwischen den USA und Europa hinter sich lassen und New York den Rücken kehren zu können. Ihr erstes Gedicht, das sie wieder in deutscher Sprache schrieb, war ein Gedicht über die Perversion des deutschen Weihnachtsfestes zur »Naziweihnacht«. Das veröffentlichte Gedicht

»Entwurzelte Weihnacht« dürfte mit diesem identisch sein. In ihm vermischen sich, so schreibt Ruth C. Cohn, »Trauer, Zorn und Hass« in einer »nazigeprägten Atmosphäre« mit dem »Wunder der Wiederkehr meiner ursprünglichen Sprache«.[162] Sie fügte dem Gedicht die Worte des Psalms 130 hinzu: »Die Worte kamen mir als Sehnsucht nach Versöhnung. ›Aus der Tiefe rufe ich Dich, Herr. Höre meine Stimme und Dein Ohr sei geneigt meinem Flehen. Wenn die Schuld Du aufbewahrst, Herr, mein Gott, wer kann bestehen? Aber bei Dir ist die Erlösung von all unserer Schuld. Du wirst auch Israel erlösen aus all seiner Qual.‹ So erinnere ich mich an dieses Gebet, wenn ich das Vaterunser höre, das christliche Gebet aus jüdischem Erbgut.«[163]

Entwurzelte Weihnacht
Rote Kerzen auf linnenweiss.
Zwei Alpenveilchen pro Tuch;
Dreimal zehn linear gerichtete Tische.
Zentral: Entwurzelter Waldbaum
mit Gold;
und einsamer Esser.
»Alle Jahre wieder kommt ... kommt ... kommt ...«
kommt wer?
ER!
der gemästete Karpfen
vorüber an Schwarzseide und Silberbrokat –
Schlundwärts.
»Stille Nacht ...«
ruflose Nacht.
Niemand ruft. Niemand wacht.
Es war einmal ein Kind
Das hatte ein Kind
Das hatte ein Kind
Das hatte ein Kind
Das rief und rief und rief
Im Stall
und in gefransten, verwanzten

Ratten-Lappen
Und im offenen Grab.
»... hei ... hei ... heil ...«
klirrts entzwei
eins – zwei
eins – zwei
eins – zwei
frei zu ... frei zu ... frei ...

»... heilige ...« Du kreuz-quer
grün-genadeltes
fichtenbadiges
deutsch-geadeltes
Stimmbänderheer.

»... h ... ha ... heilige Nacht ...«
Ihr Karpfenharrenden
Absatzscharrenden
Kahl-Kehl-Köpfe

Was wisst ihr von
kaltem
seifenlosem
Mondlichtwasser
und Windeln?
Windeln machen Seile
(nass gedreht)
Bim-bam
Bim-bam

»... Mutter zünd' die Lampe an ...«
(häng's Kindlein dran)
(»... den hakengekreuzigten Weihnachtsmann ...«)

Oh du schmatzende
kratzende
Schnapf-krapf
Karpfenfressende
Kindvergessende
Oh du fröhlich-selige
krachende
klirrende
Scherbenbringende Krist-all-Nacht.[164]

Daheim an der Ecole d'Humanité?

Über die Stätte der Begegnung e.v./Vlotho, eine Bildungsstätte in NRW, landete Ruth C. Cohn durch Vermittlung von Hans Näf[165], einem Schweizer Psychologen und TZI-Lehrer, der ihr bereits auf dem Kongress in Wien begegnet war, in der Schweiz, ihrem ersten Immigrationsland. Näf kannte Armin Lüthi, den Leiter der Ecole d'Humanité, der ehemaligen Odenwaldschule, die 1934 in die Schweiz ausgewandert war. Lüthi suchte eine Psychologin für die Begleitung der Lehrer*innen und Näf wusste von einer, die in die experimentierfreudige Schule gut passen würde: Schüler*innen aus 16 Nationen, Diplomatenkinder, Kinder aus den umliegenden Bergdörfern und solche, die vom Basler Sozialamt zugewiesen wurden, besuchten die Schule.

Zweimal konnte ich mit Studierenden an der Schule hospitieren; ich war beeindruckt. Dass die Schüler*innen zu »freien, schöpferischen« Menschen heranwachsen können, ist an der Ecole keine leere Phrase, wie sie in vielen Leitbildern von Schulen vorkommt. Bei einem meiner Aufenthalte erlebte ich, wie der Konflikt um den Drogenkonsum eines Schülers in der Schulkonferenz, an der Schüler*innen und Lehrer*innen gleichberechtigt mitredeten, offen ausgetragen wurde. Skilaufen, Bergwandern, Kanufahren und viele andere Aktivitäten, zu denen die wunderbare Bergwelt einlädt, ermöglichen in der Verbindung mit kleinen Lerngruppen das »Lebendige Lernen«, das auch die

111

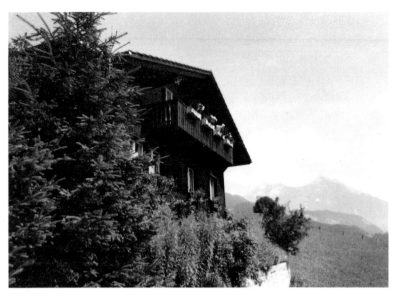

Abb. 19: »Kleine Wohnung mit der großen Aussicht« in Hasliberg.
Foto: M. Sch. aus Familienalbum, 17. 4. 2019 bei H. Herrmann, Düsseldorf.

TZI intendiert. Insofern war Ruth C. Cohn die geeignete Supervisorin für die Lehrer*innen an dieser Schule. In der Einrichtung einer Ruth-Cohn-Bibliothek im Jahr 1998 erfuhr sie eine späte Ehrung für die jahrzehntelange Begleitung. An der Ecole und in ihrer Wohnung, die sich in unmittelbarer Nähe zur Schule befand, mögen sich Heimatgefühle bei der Heimatlosen eingestellt haben.

Die kleine Wohnung mit der großen Aussicht

Armin Lüthi hatte Ruth C. Cohn »die kleine Wohnung mit der großen Aussicht« in unmittelbarer Nähe zur Schule zugesagt, wenn sie mit den Lehrer*innen an der Schule arbeiten würde. Ruth schreibt, dass sich in ihr, als sie erstmals den Balkon dieser Wohnung betrat und die wunderschöne Schweizer Bergwelt rundherum sah, zwei Gedanken kreuzten:»»Das kann es doch nur für Bauern geben!‹ und ›Hier kann ich vielleicht Gott finden‹.«[166]

Tatsächlich wird eine spezifische Weise der »Gottsuche« in der letzten Periode ihres Lebens zu einem Charakteristikum, das diese Zeit von den vorangehenden Lebensabschnitten unterscheidet. Ruth schreibt:»Ich hatte die Frage der Religiosität für mich ad acta gelegt, seit ich meinen Kindheitsgott verlassen hatte und in meiner Begeisterung für Goethe eine überzeugte Pantheistin geworden war. [...] In meiner Analyse, in meinen neo-freudianischen Studien und in den Erlebnistherapien blieben Gott und Religion weitgehend ausgeklammert.«[167]

Während Ruth C. Cohn in der amerikanischen Zeit kaum mit »Theologen, Pfarrern oder Rabbinern« zu tun hatte, kam sie nun »mit vielen Theologen und Geistlichen zusammen«[168]. Namentlich führt sie an: Matthias Kroeger, Josef Mayer-Scheu, Karl Horst Wrage und Michael Frickel. Mit Letzterem kommunizierte sie über Jahre unter der Anrede:»Liebes Pfäfflein«; was dieser wiederum mit »Dein Pfäfflein« beantwortete. Ruth war »seltsam berührt«, dass sie »als pantheistische Jüdin unter diesen und anderen gläubigen Menschen einige [meiner] ihrer engsten Freunde und Freundinnen fand.«[169] Am meisten überzeugte sie Helga Herrmann, die Ruth im Alter begleitete und in deren Haus sie verstarb:»Ich wurde auf Helga Her[r]mann in dem ersten Kurs bei mir aufmerksam, weil sie zwar weniger als andere Christen von Gott und Jesus sprach, ich jedoch in ihrer Wesensart eine durchgängig bewusst religiöse Verwurzelung spürte.«[170]

Dem Göttlichen auf der Spur

Die religiöse Suche, die für Ruth C. Cohn offensichtlich in ihrem Schweizer Domizil begonnen hatte und durch konkrete Menschen in ihrer Umgebung stimuliert wurde, hatte eine Vorgeschichte. Zunächst ist an ihren Kinderglauben und ihr religionsoffenes jüdisches Elternhaus zu erinnern. Erst im Nachhinein wird ihr bewusst, dass auch viele der Gespräche, die sie in Amerika mit ihrem Freund Alfred Farau geführt hatte, »transpersonale[n] und ›religiöse[n]‹ Aspekte[n] der Psychotherapie«[171] berührten. Das zeigte sich Ruth aber erst beim Sichten der vielen Notizen, die ihr Freund nach seinem Tod 1972 hinterlassen und die sie zum gemeinsamen Buch verarbeitet hatte.[172]

Ruths religiöses Bewusstsein hatte unterschiedliche Ausgangspunkte und es blieb zeitlebens zwiespältig. In thematischer Hinsicht war es einerseits vom Bedürfnis nach Gewissheit und andererseits von der Angst begleitet, »daß ich durch die Intensität meines Wunsches nach personaldialogischer Erfahrung zu einem Glauben verleitet werden könnte, den ich nicht wollte, und ›Opium fürs Volk‹ rauchen würde. Lieber wollte ich gar nichts glauben und elend sein, als mich glaubend zu betrügen.«[173]

Ruth C. Cohn wehrte sich entschieden gegen alle dogmatischen, rigoristischen und fundamentalistischen Tendenzen, die Religionen immer gefährden, wenn deren prophetisches und mystisches Potenzial eingeschränkt oder gar bekämpft wird. Denn gerade Letzteres hält das Bewusstsein für die Ambiguität, die Vielsinnigkeit und Unbestimmtheit der Religion(en) offen, die sie vor apodiktischen Behauptungen schützen. Die selbstverständliche Verbindung der Gottesperspektive mit der Bewusstheit von der Vielsinnigkeit religiöser Aussagen lässt Religionen der fundamentalistischen Versuchung entkommen, wie sie gegenwärtig wiederum in verschiedenen religiösen Bewegungen sichtbar und in engen Verbindungen von Religion und Politik missbraucht wird. Der Theologe Thomas Bauer zeigt den nicht reduzierbaren Zusammenhang von Gottesglauben und Ambiguität auf, wenn er schreibt: »Wie sehr sich auch die klügsten Theologen und Religionsgelehrten bemühen, das Transzendente in Begriffe zu fassen, bleibt doch immer ein Rest an Vagheit, Unbestimmtheit und Mehrdeutigkeit, also: an Ambiguität. Es ist klar, dass in Gesellschaften mit geringer Ambiguitätstoleranz der Boden für Religion schlecht bestellt ist, es sei denn, sie tritt in einer fundamentalistischen Ausprägung auf, die Eindeutigkeit vorgaukelt.«[174]

Das Bewusstsein der bleibenden Ambiguität von Religion, besonders wenn es um die Gottesvorstellung geht, war in Ruth C. Cohn tief verankert. Sie widerstand Tendenzen, Religion – speziell das Gottes-bild – zu vereindeutigen. Für Th. Bauer ist das Kennzeichen nicht-fundamentalistischer Religion, weil damit die Vielsinnigkeit des Transzendenten, das uns nur symbolisch zugänglich ist, gewahrt bleibt.

Nach ihrer Rückkehr nach Europa begab sich Ruth über viele Jahre mit großer Offenheit in Workshops zu Themen wie »Gott und ich«, die sie u. a. mit dem Theologen Matthias Kroeger geleitet hatte, der zu ihren engsten Freunden zählte. Es fiel ihr auf, dass sie Gedichte schrieb, als ob sie »an einen ansprechbaren Gott glaubte.«[175] Das bereits einge-führte Gedicht »Krieg: ›Öffne Dich …‹« ist ein solches, in dem Ruth Gott, den Schöpfer, direkt anspricht und ihm, ähnlich wie es in den biblischen Klagepsalmen geschieht, alles Leid des Krieges klagt. H. Herrmann erzählte, dass Ruth in ihren letzten Lebenswochen in einer sehr einfachen Weise zu Gott gebetet habe. Jedenfalls ließ sie die Gottesfrage, seit sie wieder in Europa war, nicht mehr los: »Ich suchte, fragte, weinte und betete – obwohl ungläubig – aus der verzweifelten Hoffnung heraus, eine erlösende Antwort aus meiner qualvollen Unsi-cherheit finden zu wollen.«[176]

Eindrucksvoll erzählt Ruth C. Cohn, wie sie sich in ihrem Fragen immer wieder selbst analysierte, wie sie Freundinnen und Freunde fragte, wie und zu wem sie beteten und ob und wie sie an ein individu-elles Leben nach dem Tod glaubten. All ihr Fragen und Suchen mün-dete schließlich in einer Sackgasse. Wir erinnern uns: In einen solchen Impasse hatte sie auch die lange Therapiesitzung mit F. Perls geführt. Damals war sie in der Rolle des sehnsüchtigen Kindes, das vergeblich danach ruft, vom Vater gehört zu werden. Durch den Engpass im the-rapeutischen Setting hindurch erschloss sich für Ruth eine neue Di-mension des Lebens. Ludwig Frambach übersetzt Impasse auch mit »Sackgasse«, was das Umkehrmotiv noch stärker zur Geltung bringt.[177]

Nun war Ruth im religiösen Impasse. Diesen schildert sie auf fol-gende Weise: »Dann kam totale Leere. Keine Fragen und keine Ant-worten. Ich war im Engpaß, dem toten Punkt. Und aus dieser Leere des Engpasses, der zum organismischen Wandel gehört, fand ich mei-nen Weg zurück: in den mir vertrauten Glauben an das Göttliche in allem. Doch ich war inzwischen ein Stück weitergegangen in gleicher Richtung, nur mit einem neuen, einem paradox wissend-unwissenden Lächeln. Dies Lächeln sagte, daß mir Beten guttat, ob mir nun jemand zuhörte oder nicht.«[178]

»She was a mystic«

Als ich obiges Zitat in einem TZI-Workshop in Indien verwendete, stellte die hinduistische Co-Leiterin fest: »She was a mystic«. Daran hatte ich bisher noch nicht gedacht. Auf der »Gratwanderung über Abgründen« entscheidet sich Ruth C. Cohn weder für »die Blindheit für Göttlichkeit oder Gott« noch für den »Hochmut eines verabsolutierenden Gewissheitsglaubens«; sie widersteht der totalitären Versuchung, entweder die »ungläubige« Seite *oder* die »gläubige« Seite in ihr zu verabsolutieren. In ihrer Bewegung zwischen dem von Goethe übernommenen Pantheismus und ihrer Suche nach einem personalen Gott kommt Ruth C. Cohn zum – sicherlich nur vorläufigen – Schluss: »Wenn das Göttlich-Geistige das Universum durchwebt, bewegend und bewegt, dann sind wir sowohl Bewirkte als auch Bewirkende im göttlichen Werden und Wandel. Theologisch könnte diese Paradoxie eine gedankliche Hilfestellung sein, um die These eines zugleich ewigen und doch werdenden Gottes zu vertreten. Göttlichsein wird uns vielleicht zugleich geschenkt und abverlangt. Die bewegende Kraft im All *ist*, und sie wird von uns mitbewegt. Unsere Gebete und unsere Handlungen können Mitbewegende im Göttlichen sein. Wir sind autonom *und* interdependent. Ich glaube, daß *Sinn ist*. Ein unergründliches, jedoch erahnbar Geistig-Göttliches *ist*. Doch wir sollen uns kein Bildnis machen, weil wir es nicht können. Gottes Bildnisse sind sterblich. Sie können und müssen vergehen.«[179]

Mit ihrer Kritik an den menschlichen Bildnissen von Gott, die sterblich sind und vergehen müssen, knüpft Ruth C. Cohn deutlich an jüdisches Denken an, das auch christlich und islamisch aufgenommen wurde. Im Buch Exodus der hebräischen Bibel (übersetzt in gerechte, gegenderte Sprache) heißt es:»Ich, ICH-BIN-DA, bin deine Gottheit, weil ich dich aus der Versklavung in Ägypten befreit habe. Neben mir soll es für dich keine anderen Gottheiten geben. Mach dir kein Gottesbild noch irgendein Idol von irgendetwas im Himmel oben, auf der Erde unten oder im Wasser unter der Erde. Verneige dich nicht vor ihnen, bete sie nicht an, denn ich, ICH-BIN-DA , deine Gottheit, hänge leidenschaftlich an dir« (Ex 20, 2–5a). Ruths Sohn Peter ist davon überzeugt, dass das Leben seiner Mutter ein humanitäres mit einer tiefen spirituellen Qualität war. Es habe aber – so wie er sie als Mutter gekannt habe – keinen spezifischen religiösen Ausdruck in einer bestimmten Religion gefunden, wiewohl Ruth C. Cohn ihren jüdischen Hintergrund und ihre jüdische Gesinnung klar und konsequent anerkannte.

Planetary Citizen

Neben ihrem besonderen Verhältnis zu Heimat bzw. Heimatlosigkeit und zu Religion zeigt sich in Ruth C. Cohns europäischer Phase ein dritter Aspekt, der mir für die Auseinandersetzung mit totalitärem Denken heute wichtig erscheint. In der unübersichtlichen Welt verstärkt sich bei manchen Menschen, durch politische Propaganda gefördert, der grundsätzlich verständliche Wunsch nach nationaler Zugehörigkeit zu einem neuen Nationalismus, der u. a. das demokratische Zusammenleben im größeren Europa und in der Weltgemeinschaft erschwert. Ob ich mich primär als Europäer*in oder Weltbürger*in verstehe oder als zu einer bestimmten Nation zugehörig, kann die Identität von Menschen entscheidend verändern. Das ist speziell dann der Fall, wenn das nationale System als geschlossen erlebt wird und damit die Möglichkeit für eine Mehrzahl politischer Identifikationsmöglichkeiten bereits innerhalb einer Nation eingeschränkt ist.

Vor diesem Hintergrund ist Ruth C. Cohns nationales Zugehörigkeitsverständnis überraschend: Sie versteht sich als »Planetary Citizen«; sie weiß sich dem »Erdball« zugehörig und für dessen Zukunft mitverantwortlich. Nicht als Jüdin, nicht als Deutsche, nicht als Schweizerin oder Amerikanerin, als Planetary Citizen kam sie in ihre ehemalige Heimat zurück, die ihr Hitler geraubt hatte. Explizit machte sie ihr Verständnis, sich als »planetarische Bürgerin« zu verstehen, im »Dank« für das wohlmeinende Geschenk, das ihr anlässlich des 25-jährigen WILL-Jubiläums gemacht wurde: Zu Ehren der Jüdin waren etliche Bäume gepflanzt worden. Vielleicht stand die Idee zum Baumgeschenk an Ruth in Verbindung mit der Holocaust-Gedenkstätte Yad Vashem in Jerusalem.[180] Wie auch immer: Die Intention des Geschenks war bei Ruth C. Cohn schlecht angekommen. Sie schreibt: »Ich möchte Euren Gedanken, dass ich jüdisch bin und mich daher auch für Israel besonders interessiere, etwas entgegensetzen: Ich bin nicht mehr an Juden interessiert als an Arabern, im Sinn der Erhaltung ihrer Lebenswünsche. Und diese Lebenswünsche von beiden Völkern (soweit man es Völker nennen kann) sind menschen-würdig. Die Tatsache, dass die Juden ein Land zugesprochen bekamen von den Alliierten, weil es Zionisten gab, eine religiöse Gemeinde, die dieses Land als ihr Eigentum von Gott gegeben für berechtigt hält, ist immer für mich so fragwürdig gewesen, dass ich nie die Lust verspürte, nach Israel zu fahren, und habe es auch nicht getan.«[181]

Fragen der nationalen und territorialen Zugehörigkeit verbinden sich bei vielen jüdischen Menschen bis heute mit religiösen. Vor allem der politische Missbrauch dieser Verbindung, welcher die biblische Verheißung eines »Gelobten Landes« mit dem Machtanspruch Israels gegenüber den Palästinensern gleichsetzt, macht »Lösungen« im bis heute andauernden Israel-Palästina-Konflikt schwierig. Ruth C. Cohn durchbricht in ihrem Denken und Zugehörigkeitsgefühl die ideologische Versuchung. Ihr geht es nicht um Juden *oder* Palästinenser. Für sie sind einzig die »Lebenswünsche" aller Menschen auf der Welt für ihr Zugehörigkeitsgefühl entscheidend. Sie sieht die Gefahr, dass eine rigide Auffassung von Heimat und Nation den Ausschluss der Lebenswünsche anderer bewirken kann. Deshalb versteht sie sich als Bürgerin des Planeten.

Ruth C. Cohns Selbstverständnis als »Planetary Citizen« hat Konsequenzen auf die »generativen Themen«[182], die ihr in Europa wichtig werden. In diesem Zusammenhang sind zwei Briefe aufschlussreich, in denen ihre zentralen Anliegen sichtbar sind. In einem Brief aus 1982 bedankt sich Ruth bei der Berliner Regionalgruppe von WILL »herzlich« für das Ausrichten eines »Jubiläumstreffens«, in dem einige ihrer »Herzensthemen« bearbeitet wurden: »… es ging um Frieden, um Auslöschung von Feindbildern, um besseres Zusammenleben von ethnischen Gruppen, und Verständnis für andere politische Lebensweisen.«[183] In einem handgeschriebenen Brief aus dem Jahr 1992, den Ruth C. Cohn an Schulkinder richtet, geht sie auf den Unterschied zwischen den Lehrer*innen jener Zeit, als sie aus Deutschland floh, und der »lieben Lehrerin«, welche heute die Kinder unterrichtet, ein. Damals gab es keine Lehrer*innen »die wußten, daß Kinder lernen können und sollen, mit allen Menschen, ob weiß oder schwarz, gelb oder braun so umzugehen, daß sie merken, daß alle Menschen wertvoll sind und durch Freude und Liebe von andern liebevoller und tüchtiger werden; und daß alle Menschen bösartig und gewalttätig werden können, wenn man sie kränkt und ›fertigmacht.‹«[184]

Es geht um Bäume und den Ausverkauf der Schöpfung

Was fing Ruth C. Cohn schließlich mit den Bäumen an, die zu ihren Ehren gepflanzt worden waren und die sie, wenn sie der »Jüdin« galten, nicht annehmen konnte? Sie fand selbst einen Ausweg aus dem Dilemma. Dieser hing mit ihrem ökologischen Bewusstsein und Engagement zusammen. Sie schreibt: »Trotzdem: Ich akzeptiere dieses Geschenk gern, weil es sich um Bäume handelt, die, wo auch immer sie gepflanzt werden, heute ein Lebens-mittel für die Welt sein muss. Ich hoffe, dass die Zeit kommt, dass diese Bäume noch leben, wenn es gelingen sollte, den inneren und äußeren Krieg um Israel-Palästina zu beenden. Ich hoffe, dass es nicht so schlimm werden wird, wie es jetzt in Jugoslawien ist. Auch dort wurden Grenzen künstlich gesetzt, wenn auch in anderer Art.«[185]

Mit der veränderten Intention entspricht das Baumgeschenk »einem wesentlichen Wunsch von mir [...], nämlich, dass es Bäume geben soll, geben muss, Bäume, die in Kriegen und durch Habgier von Menschen zerstört werden, Bäume, die irgendwo auf der Welt wieder wachsen sollten, nachdem man sie entweder durch Baumabschlagen oder chemische Veränderung oder [was auch] andere Veränderungen, immer mehr der Erde abgesprochen hat.«[186] Der Dank für das Geschenk ist mit dem Hinweis auf ihre Verantwortlichkeit verbunden, die sie als »Planetary Citizen« empfindet: »Nur wenn ich, wie es der Fall ist, mich als Planetary Citizen empfinde, die diesen Erdball für alle Menschen erhalten will, kann ich mit viel Dankbarkeit und Liebe an die fünf Bäume denken, die durch Euch, im Gedenken an mich, dieser Erde gegeben und zurückgegeben worden sind.«[187]

Den Brief zum »jüdischen Geschenk« hatte Ruth C. Cohn 1992 geschrieben. Bereits in den 1980er-Jahren war in Europa ein neues ökologisches Bewusstsein in der Bevölkerung erwacht. Die Nuklearkatastrophe in Tschernobyl im April 1986, deren Schock ich persönlich auf einem TZI-Workshop erlebte, und die ersten Wahlerfolge grüner Parteien forcierten ökologische Bewegungen. Viel früher, nämlich bereits 1941, war Ruth C. Cohn in der Bankstreet School mit ökologischen Fragen konfrontiert worden; in einer Zeit also, in der weder in Amerika noch in Europa jemand davon sprach. In einer Notiz schreibt sie: »Die Lehrer-Studenten lernten sogar damals schon über Oekologie: die Erosion des amerikanischen Westens durch Missbrauch des Landes, die sinnlose Vergeudung von Energien, die nicht mehr aufgeholt werden konnten, die Luftverschmutzung und das grosse Fisch- und Vogelsterben, von dem damals noch kaum jemand sprach.«[188] Vor diesem Hintergrund ist verständlich, dass sich Ruth in Europa von Anfang an mit ökologischen Bewegungen solidarisierte. Sie stellte sogar ihre Essgewohnheiten auf weitgehend vegetarische Ernährung um, obwohl sie gerne Fleisch gegessen hatte. Ruth war in den 1990er-Jahren mit namhaften Vertreter*innen der Öko-, Friedens- und Zukunftsbewegung in Verbindung. Einer davon war der Salzburger

Zukunftsforscher Robert Jungk, mit dem sie befreundet war und sich regelmäßig austauschte.[189]

Bekannt wurden einige ihrer Beiträge in der Berner Zeitung aus dem Jahr 1987, die auch anderweitig veröffentlicht und ins Englische übersetzt wurden. Ruth schildert in einem Beitrag das Spiel zweier Jungen, die den Verkauf von Kühen um hohe Geldsummen imitieren, schließlich aber – nach Denkpausen – darüber entsetzt sind, dass sie ihre Lebensgrundlagen um teures Geld verkauft haben, weil sie arm sind. »Es war eine Denkpause, die den Kindern erst ihr Entsetzen bewußt werden ließ und Einsicht gab.«[190] Ruths Hoffnung ist es, »… daß wir Erwachsenen auch unser Entsetzen schon in der Vorstellung so deutlich erleben mögen, wie die Kinder. – Und daß wir damit zur Denkpause kommen, die uns zur Einsicht führt, worin der eigentliche Reichtum unseres Daseins besteht. Und wie wir den Ausverkauf des Lebens verhindern können.«[191] Im Beitrag »Machbare Schöpfung – oder?« spricht Ruth ihre Aufgabe als Psychotherapeutin an, angesichts

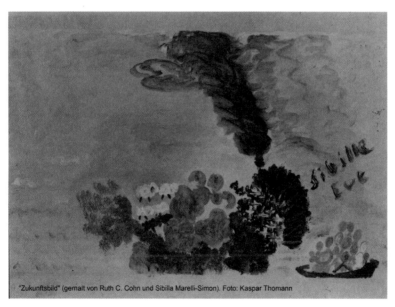

"Zukunftsbild" (gemalt von Ruth C. Cohn und Sibilla Marelli-Simon). Foto: Kaspar Thomann

Abb. 20: Ruth C. Cohn und Sibilla Marelli Simon, Zukunftsbild, Plakatfarbe auf Papier, 70 x 90 cm. Foto 1980: Kaspar Thomann.

des ökologischen Desasters »Verdrängungstendenzen im Menschen entgegenzutreten.«[192]

Wie sehr Ruth C. Cohn über den Ausverkauf der Erde besorgt war, zeigt ein Bild, das sie gemeinsam mit Sibilla Marelli-Simon gemalt hatte. Ich danke Sibilla sehr herzlich für Bild und Text, die sie für dieses Buch zur Verfügung gestellt hat.

Sibilla schreibt: »Wir nehmen beide an einem Workshop von Elisabeth Tomalin, Gestaltungstherapeutin, teil. Wir sollen in Zweiergruppen ein Zukunftsbild malen – das genaue Thema weiß ich nicht mehr. Wir sind uns schnell einig, sind doch Weltlage und politische Themen unsere permanenten Gesprächsinhalte, wenn ich bei ihr auf dem Hasliberg bin, wenn wir telefonieren, das autonome Jugendzentrum in Basel besuchen, Ruth mir ihre Leserbriefe zeigt, die sie geschrieben hat.

Wir malen (»mach du!« sagt Ruth) erst die Hasliberg-Idylle: Schäfchen, Bäume, grüne Wiese, dann aber das »Tal der Tränen«: Ressourcenkonflikte, Klimakriege, Umweltzerstörung – ein Boot nimmt die Überlebenden auf.«

Beteiligt, ohne dazuzugehören

So, als ob Ruth C. Cohn es in ihrer Courage-Rede 1957 bereits vorausgeahnt hätte, begann ab 1988 der Zerfall der Sowjetunion. Ihr war 1980 der Einmarsch von Sowjettruppen in Afghanistan vorausgegangen, der unter großem Protest westlicher und islamischer Staaten erfolgte. Im selben Jahr begann der erste Golfkrieg zwischen dem Irak und dem Iran, der bis 1988 dauerte.

Bekanntlich begann die Auflösung der Sowjetunion in Polen mit der Gründung der Solidarność und erfasste immer mehr Länder, bis am 11. 9. 1989 der Eiserne Vorhang in Ungarn aufging und am 9. 11. 1989 die Berliner Mauer fiel. Perestroika und Glasnost hatten sich durchgesetzt. In diesem Zusammenhang ist eine Notiz von H. Herrmann in ihrem Porträt von Ruth C. Cohn interessant: »Meine Gedanken gehen zurück zu dem Morgen, als ich Ruth aufgeregt anrief, um über das unglaubliche Geschehen in Berlin, den nächtlichen Fall der Mauer zu reden. Sie war eigenartig gelassen, fast unberührt; interessiert, aber nicht identifiziert; bedachte die sich daraus ergebenden politischen Entwicklungen und Schwierigkeiten.«[193] H. Herrmann war erstaunt darüber, denn Ruth war am Zusammenspiel zwischen WILL–Berlin und der Evangelischen Kirche der DDR beteiligt:»Ruth ermutigte und warnte zugleich. Ihr Ermutigen war aus der Hoffnung geboren, daß das Gedankengut der Humanistischen Psychologie und das bewußtseinsfördernde Potential der TZI gesellschaftspolitische Veränderungen fördern könnten.«[194] Die Warnungen kamen aus ihren Erfahrungen mit dem Totalitarismus. Menschen könnten gefährdet und die»sanfte Infiltration« gestoppt werden. Ruth war betroffen »von den Fernsehberichten der großen Fluchtbewegungen und dem Leiden der Flüchtlinge« und»beeindruckt von den gewaltlosen und Freiheit fordernden Demonstrationen.«[195]

»Ich lernte in dieser Zeit«, so schreibt H. Herrmann,»eine für mich neue Facette von Ruths Persönlichkeit kennen, ein weites von Nationalitäten unabhängiges Fühlen mit Menschen. Ob ich mit der Jüdin Ruth über Israel oder die Palästinenser redete; mit der in Deutschland Aufgewachsenen über Deutschland; der Emigrantin, die Amerikanerin wurde, über die USA; der Frau, die seit 18 Jahren in der Schweiz lebt, über Schweizer Entwicklungen oder mit der in Berlin Geborenen über die wiedervereinigte Stadt – sie ist Beteiligte und doch nicht dazugehörend. Sie fühlt und definiert sich als ›Erdenbürgerin‹.«[196] Herrmann sieht bei Ruth»etwas Unbestechliches in ihrer Art, die Welt zu reflektieren.«[197] Sie ist beeindruckt von Ruths Vielfalt an Reaktionen in Gesprächen:»Ihre kämpferische Art, Position zu beziehen; ihr konzentriertes Zuhören, wenn das Gegenüber eine andere Sicht vertritt; nachdenkliches Nach-innen-Lauschen, Teilhabenlassen an Umdenkungsprozessen und manchmal das schlichte Eingestehen eines Irrtums – dies alles bewirkt eine Atmosphäre von ansteckender Offenheit.«[198]

»Ein Mensch in Widersprüchen – ein ganzer Mensch«

Edith Zundel beschreibt eindrucksvoll die Ambivalenzen, in denen Ruth C. Cohn ihr Leben gelebt und an denen sie mit Menschen gearbeitet hat, ohne sie aufheben zu können oder zu wollen. Das »*Und*«, das als antitotalitäres Muster die Lebensform dieser Frau zutiefst kennzeichnet, verbindet die Pole in ihr selbst und in ihrer Weltwahrnehmung: »Kontemplativer Friede bedeutet das alles für sie nicht, dazu gibt es zu viele Gegensätze in ihr. Für die Welt fürchtet sie den Untergang *und* hofft gleichzeitig auf einen Quantensprung der Einsicht, der das ›Recht des Stärkeren‹ in ›liebende Gerechtigkeit‹ verwandelt. Sie ist voller Idealismus und Phantasie *und* gleichzeitig ein genauer, praktischer Mensch, fest auf dem Boden der Tatsachen und so leicht nicht unterzukriegen. Sie ist ein Genie der Freundschaft *und* gleichzeitig ohne Partner. Sie möchte ›den Menschen ihre Gefühle wiederschenken‹, Entfremdung aufheben, Leben lebenswert machen *und* wünscht sich gleichzeitig ein Sterben ohne Schmerz. Ein Mensch in Widersprüchen – ein ganzer Mensch [Kursivschreibung M. Sch.].«[199]

Die TZI breitet sich aus

Die örtlich heimatlose, ein Leben lang suchende, in sich ambivalente »Planetary Citizen« hatte, nachdem sie 1966 das erwähnte »Workshop Institute for Living Learning« in New York gegründet hatte, bereits 1972 in Elisabeth Bollags Haus in der Schweiz – nun gemeinsam mit Europäer*innen – laut Gründungsurkunde WILL International errichtet; laut Zeitzeugen handelte es sich zunächst um WILL Europa. Nach einem weiteren Entwicklungsprozess der WILL-Organisation trägt diese seit 2002 die Bezeichnung »Ruth Cohn Institute for TCI-international«. »Es ist heute die Dachorganisation für 21 regionale und fachlich orientierte Vereine, in denen sich Menschen mit unterschiedlichen beruflichen Hintergründen zusammenfinden und nach dem TZI-Modell arbeiten.«[200]

Die rasche Gründung eines TZI-Ausbildungsinstituts und einer Bewegung in Europa hing damit zusammen, dass die Nachfrage nach Workshops, die Ruth C. Cohn selbst, aber auch Kolleg*innen aus den USA leiteten, sprunghaft anstieg, nachdem die »Gesellschaftstherapeutin«, als die sie sich immer mehr verstand, über den Kreis der Psychotherapeut*innen hinaus vor allem auch im Bildungs-, Sozial- und Wirtschaftsbereich und in den Kirchen bekannt geworden war. Am Anfang waren es oft gestalttherapeutische Seminare, die angeboten wurden. Schritt für Schritt führte Ruth auch in die TIM ein, die bald in TZI umbenannt wurde. Legendär wurden Ruths zahlreiche Workshops, die sie teilweise an Orten hielt, wo sie selbst Kurgast war und/oder persönliche Kontakte zu Klinikleiter*innen aufgebaut hatte. Das war etwa in der Lauterbacher Mühle der Fall. Berühmt wurden die Workshops in Arosa, über die Ruth in »Gelebte Geschichte der Psychotherapie« berichtet und über die detaillierte Aufzeichnungen im Nachlass vorliegen. Aber auch Workshops in Frankfurt, Wasserburg, Ulm, Hannover und an anderen Orten wurden sehr bekannt.

Die TZI wurde über die Schweiz, Deutschland und Österreich hinaus auch in England, Luxemburg, Belgien, in den Niederlanden, in Polen, Ungarn, Italien (speziell in Südtirol) und in letzter Zeit auch in Kroatien und anderen europäischen Ländern bekannt. Über einzelne TZI Lehrer*innen, vor allem über Helga Modesto, kam TZI auch nach Lateinamerika und Sibirien. TZI ist heute auch in Indien verbreitet, wo es bereits zwei Regionalverbände – einen im Süden (hauptsächlich Kerala und Tamil Nadu) und einen in Mumbai gibt. Ein dreistufiges Ausbildungscurriculum, das über das Ruth Cohn Institute for TCI-international (RCI) und seine Mitgliedsverbände angeboten wird, soll heute die Qualität der TZI sichern. Auf der Homepage des Instituts ist die Ausbildung beschrieben; die TZI-Lehrenden mit einem Ausbildungsvertrag und das Programm sind unter https://www.ruth-cohn-institute.org/start.html abrufbar.

Gleichzeitig mit der schnellen Ausbreitung der TZI, die Ruth C. Cohn sowohl Freude als auch Sorge bereitete, erlebte sie auch den Missbrauch der TZI als reine Methode der Interaktion und Kommunikation. Das bewirkte, dass sich in der europäischen Phase Ruth

C. Cohns Konzept auch theoretisch festigte und weiter klärte. Wie sie selbst wiederholt betonte, fand sie im amerikanischen Exil neben der Sorge um die Kinder als alleinerziehende Mutter, den beruflichen Einstiegsschwierigkeiten und dem langsamen Aufbau einer beruflichen Basis kaum Zeit zu lesen und sich mit den wichtigsten Vertreter*innen der Humanistischen Psychologie auch theoretisch auseinanderzusetzen, obwohl sie alle kannte und mit ihnen die neuen psychotherapeutischen Richtungen sozusagen »live« entwickelte. Auch das Werk von Martin Buber, das eine theoretische Nähe zur Philosophie und Ethik der TZI aufweist, lernte sie erst in Europa kennen. Oft überraschte sie ihre eigene denkerische Verbindung mit anderen Ansätzen.

Vielfach geehrt

Ruth C. Cohn wurde nicht nur in Amerika als Therapeutin des Jahres ausgezeichnet, sondern nach ihrer Rückkehr nach Europa auch dort vielfach geehrt. Die Auszeichnung, die sie, wie aus vielen Briefen ersichtlich ist, am meisten gefreut hatte, war die Verleihung des Ehrendoktorats durch den Fachbereich Psychologie der Universität Hamburg 1979.

Friedemann Schulz von Thun, der Schüler und Kollege Ruths war, hielt bei diesem Anlass die Laudatio.[201] Er erinnerte daran, dass die Geehrte zwei Tage früher angereist war, als sie davon gehört hatte, dass es einen bereits lange andauernden Konflikt zwischen Studierenden und Lehrenden gab, der zum Boykott des Fachbereichs geführt hatte. Ruth C. Cohn wollte kein Ehrendoktorat entgegennehmen, ohne das »Wespennest« kennenzulernen, in dem die Feier stattfand. In getrennten Gruppen für Studierende und Lehrende, die sie spontan organisiert hatte, und in einer »Begegnungsgruppe« der Streitparteien versuchte sie zu vermitteln. »Für mich hat sie damit eindrucksvoll klargemacht, dass TZI sich zuständig weiß für die Realprobleme an Ort und Stelle und nicht nur etwas ist für gruppendynamische ›Psycho-Inseln‹«[202], betonte Schulz von Thun in der Festrede. Matthias

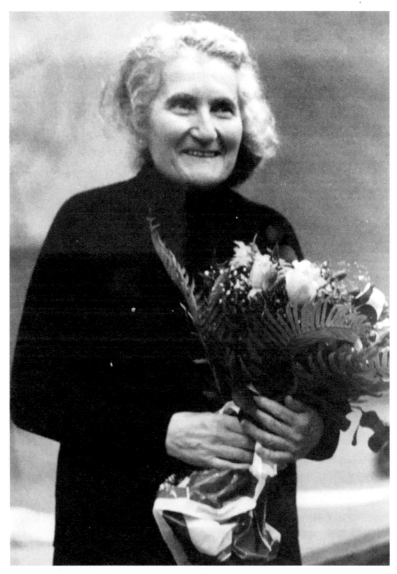

Abb. 21: Die freudestrahlende Ruth C. Cohn nach der Verleihung der Ehrendoktorwürde 1979 durch die Universität Hamburg.
Foto: M. Sch. aus Fotoalbum im Nachlass

Kroeger hob in seiner Rede »To the Doctor of Doctors«[203] hervor, welche große Bedeutung der Verbindung von »Sachwelt und Menschlichkeit« für die Wissenschaft und Hochschuldidaktik zukomme, die Ruth C. Cohn mit ihrer TZI professionell entwickelt habe. Auch die Verleihung des Ehrendoktorats in Bern (1994)[204] stand unter dem Thema ihres begegnungsfördernden Engagements; es war für Ruth aber weniger bedeutsam.

Eine der höchsten Auszeichnungen der Bundesrepublik ist das Große Verdienstkreuz des Verdienstordens der Bundesrepublik Deutschland, das Ruth C. Cohn 1992 durch Bundespräsident Richard von Weizsäcker verliehen wurde. Die Feier fand in der deutschen Botschaft in der Schweiz statt. Dem Bundesverdienstkreuz folgte die Wiedereinbürgerung in Deutschland noch im selben Jahr.

Altern

Es ist kaum ein besserer Einblick in den Alltag Ruth C. Cohns im Alter zu geben, als die unveröffentlichte Hommage von Annemarie Maag:

Ein Tag in Lila – Hommage an eine Freundin
Ob du jetzt aufstehen magst, der Kaffee wäre bereit. Auch Aufstehen ist für dich mühsam geworden. »Welche Bluse soll ich anziehen? Ach ja, gib mir die lilafarbene.« Die geerbte alte Brosche passt dazu.
Du hast gern dünn geschnittene Brotscheiben mit Honig. Und im Kaffee Milch mit viel Rahm.
»Ist die Post schon da?« Viele Briefe bekommst du, von Leuten, denen du mit deiner Methode und deinem Werk etwas geben konntest, aber auch viel Reklame und Bittschreiben. »Mag ich jetzt nicht öffnen.«
Du kramst in der Handtasche nach deinem Kamm. »Schön ist diese Aussicht; ich kann sie jetzt stundenlang einfach ansehen, diese Bäume im Wind, die Berge. Und die Pflanze hier ist sehr

schön.« Gestern hast du mir ein Gedicht dazu diktiert. »Lies mal vor!«

Vergänglichkeit
Was bleibt,
wenn Ehrgeiz und Leistungswille
erloschen sind?

Bei mir eine Frage:
Wenn das Sein
nach mir erloschen ist,
was bleibt dann?

Die Pforte
von einem andern Menschen geöffnet,
der etwas von mir wissen will.

Ich erzähle dir dieses:
Ein Vogel flog in eine Birke,
von der ich weiss, dass es eine Birke ist.

Und es auch noch grundlegend sagen kann.
Weisser Stamm, hängende Äste.

Und dadurch weiss ich,
dass etwas von dieser Zeit mit Dir
erhalten bleibt.
Für eine Weile.

Ein Stück Birke mit Hängeästen,
ein paar Schneeklötze
und jemand, der das sieht.
Auf alle Fälle bin ich ein Jemand, eine Jemandin.

Jetzt interessiert mich etwas:
Die rot-grünen Elefantenbegonien-Blätter
im Topf neben mir.

Ich besinne mich nicht, wie lange ich diese
sehr anders aussehende Pflanze schon gehabt habe,
ehe ich die Wohnung hier verlassen hatte.[205]

»Nein, ein Gedicht ist das eigentlich nicht.«
Dann schläfst du ein Weilchen auf deinem malvenfarbenen
Sofa.
Du blätterst in Büchern, manchmal liest du ein paar Seiten.
»Wie viel Uhr ist es jetzt in Amerika?« Du rechnest zurück:
»Etwa morgens um sechs. Dann kann ich meinen Sohn noch
nicht anrufen. Will ich abends mal tun.« [...] »Haben wir etwas
fürs Mittagessen?« Du redest von deinen Kochkünsten, die du
allerdings nicht mehr pflegen magst. »Kochen hab ich in Frank-
furt gelernt, im Elternhaus meiner Kusine. Dort durfte man in
die Küche. Bei uns in Berlin nicht, weil wir von den Mädchen
›schlechte Wörter‹ gelernt hätten.« [...] Wir essen Vegetarisches
und reden Ökologisches und auch von Pilgerreisen und von
Fastenzeiten, von ihrer religiösen oder politischen Ausrichtung.
Ich will einkaufen gehen. »Bring mir noch eine Zeitung.« [...]
Charmant bist du beim Kaffee, geistreich! [...]
Erschöpfung ist dir anzusehen. »Ich hab häufig Angst jetzt.« Es
ist schwer herauszufinden, wovor. Vielleicht vor dem totalen
Abhängigwerden. Du scheinst jetzt deprimiert, auch gefährdet.
Und dann merkst du, dass du etwas trinken solltest. Alte müss-
ten viel trinken, nein, nicht nur Kaffee.
Die Tochter telefoniert. Du sprichst zuerst Deutsch, bis sie's dir
sagt. Wie das Englische in dein Gespräch und dein Gefühl
kommt, lass ich dich am Telefon, deinem Draht zur Welt, im
Wohnzimmer allein.
Ja, dein Wohnzimmer. Viele Fotos über dem Schreibtisch; du
betrachtest sie gern und erzählst von deinen Lieben: vom Papa,

der früh verstarb. Von Sohn und Tochter in Amerika, von den Enkeln. Von der Verwandten mit den mysteriösen Todesumständen. Vom Verehrer, der dir untreu wurde, als er wieder heiratete.

Und Postkarten über dem Lehnstuhl. Den alten Juden von Chagall hast du besonders gern. Auch das indische Holzrelief an der Wand mit einem Liebespaar.

»Schau mal den Himmel.« Sein zartes Violett ist deine Lieblingsfarbe.

Heute verpassen wir die Tagesschau nicht. Du wirst finster bei den Bildern eines Attentates in Jerusalem: »Ich wollte nie nach Israel. Aus grundsätzlichen Überlegungen. Solange die Palästinenser keinen eigenen Staat haben ...«

Doch, eine Suppe magst du jetzt noch, etwas Brot und Käse, ein Glas stark verdünnten Wein. Und ein Stück dunkle Schokolade.

Die heutigen Krimis seien dir zu hektisch, dann stellst du aber aus Versehen die Television doch wieder an. »Ist das ein Roman oder ein Krimi?« Du bist ein wenig irritiert, dass ich in mein Zimmer lesen gehe. Und stellst den Fernseher auch bald wieder ab.

Ein Telefon noch, an welchem du den Tag rapportierst. Und dann, irgendeinmal, bist du wirklich müde und entscheidest, zu Bett zu gehen. Eigentlich seist du aber ein Nachtmensch. Träum schön, vielleicht wieder von lila Lavendel-Sträusschen wie neulich.«[206]

Ruths Sohn Peter Ronald besuchte seine Mutter regelmäßig. In seiner Wohnung in Denver hat er ein wunderbares »Altersfoto« seiner Mutter hängen, das er uns für den Abdruck zur Verfügung stellte.

Ab 1994 wohnte Ruth C. Cohn wegen zunehmender gesundheitlicher Probleme immer häufiger und schließlich ganz bei ihrer Freundin Helga Herrmann, die sie bis zum Sterben begleitete. Aus dem Nachlass ist erkennbar, wie sorgfältig alle notwendigen Dinge geregelt waren. Tochter Heidi war bereits 2005 verstorben.

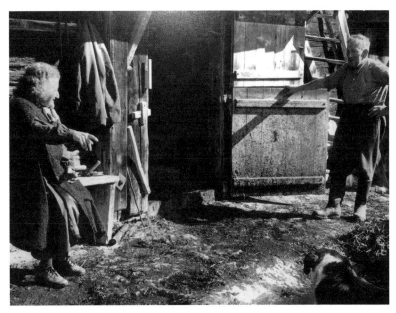

Abb. 22: Ruth Cohn in der Werkstatt – ein Altersbild. Foto: M. Sch.,
von einem Bild in P. Cohns Wohnung abfotografiert, 20.7.2019, Denver.

Am 30.1.2010 starb Ruth C. Cohn in Düsseldorf bei H. Herrmann.
»Alt und der Tage satt«, wie es im Buch Hiob (42,17) heißt, schlief sie
friedlich ein. Sie wurde auf dem Waldfriedhof Langenfeld (Rheinland)
nach einer Feier, die von jüdischen und christlichen Elementen geprägt war, und einer beeindruckenden Rede ihres langjährigen Beglei-
ters und Freundes Matthias Kroeger[207], bestattet. Sie hatte die »wehen
Schuhe« ihres Lebens endgültig abgestreift:

Wehe Schuhe

Ich hab' die wehen Schuhe abgestreift
vor vielen Jahren.
Es war zu schwer darin zu gehen
darin zu fallen
und gar darin zu sterben.

Schade: alte Füsse werden nie mehr jung
und werden nie mehr Treppenstufen springen;
Schade: dass sie nicht in goldne Schuhe passen
die ein Prinz um Mitternacht erkennen würde.
Schade ist's – n u r schade.[208]

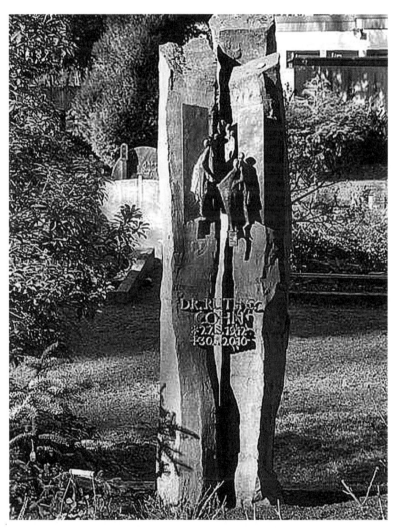

Abb. 23: Grabstein Ruth Cohns auf dem Waldfriedhof Langenfeld im Rheinland.
Foto: Hansfried Nickel.

Vermächtnis: Vision eines guten Lebens mit allen und allem

Was ein gutes Leben ist, darüber streiten sich die Philosoph*innen von der Antike bis heute. Ist es ein glückliches, ein tugendhaftes, ein genussreiches, ein nützliches, ein materiell abgesichertes, ein zufriedenes Leben? Viele dieser Vorstellungen sind auf den einzelnen Menschen zentriert. Manche tendieren zu einer individualistischen oder ideologisch-apodiktischen Sicht, wenn materielle, geistige oder moralisch-ethische Leistungen das gute Leben herstellen sollen.

Ohne die anderen?

Erst in der Auseinandersetzung mit den dramatischen Folgen von Erderwärmung, von globaler und neoliberal-kapitalistischer Marktwirtschaft, in der Auseinandersetzung mit den Gründen für Flucht und Migration sowie in der Konfrontation mit demokratiegefährdenden politischen Tendenzen kommen Fragen der weltweiten Verbundenheit aller Menschen in den Blick. Es wird immer plausibler, dass ein gutes Leben nicht gegen oder ohne die anderen, sondern nur mit ihnen möglich ist. Auch entsteht ein neues, terrestrisches, auf den Planeten bezogenes Bewusstsein, das die Frage nach dem guten Leben nicht nur im Wohlergehen von Mensch und Gesellschaft sieht, sondern die ganze Erde bzw. den ganzen Kosmos mit einschließt. Eine umfassende Sicht des guten Lebens lässt sich zu Recht mit dem Vermächtnis Ruth C. Cohns und ihrer antitotalitären »Therapie« in Verbindung bringen. Die Gesellschaftstherapeutin war eine frühe Visionärin eines guten Lebens, das sich nicht individualistisch erfüllt, sondern das nur verbunden mit allen und allem – alle Zwiespältigkeit des Lebens, Furcht, Angst, Schuld und Versagen eingeschlossen – gelebt werden kann.

Visionär*innen contra Zyniker*innen, »Fremdelnde« und Furchtsame

Ruth C. Cohn ist mit ihrer Vision vom guten Leben nicht allein. Visionär*innen finden sich unter den großen Gestalten der Religionen ebenso, wie unter Schriftsteller*innen, Dichter*innen, Philosoph*innen und ganz gewöhnlichen Menschen, die von der Notwendigkeit gesellschaftlicher Aufbrüche auf *eine* Welt hin überzeugt sind. Sie haben nicht nur sich selbst und ihre eigenen Lebensbedürfnisse und die ihrer unmittelbar Nächsten, ihr Volk, ihre Nation oder Religion im Auge und im Herzen, sondern die Menschheit und den Kosmos als Ganzes und deren Zukunft.

Den Visionär*innen stehen Zyniker*innen gegenüber, die den Blick auf das Ganze des Lebens und der Welt kühl lächelnd abtun; dies oft deshalb, weil sie die Gewinner*innen der gegenwärtigen Verhältnisse sind, die auf eine Trennung zwischen den Menschen untereinander sowie zwischen Mensch und Natur hinauslaufen. Menschen, welche die Allverbundenheit sowie die universale Bezogenheit aller Menschen, aller Kreatur und unsere konkrete Mitverantwortung für den Erhalt der Schöpfung anmahnen, werden als Illusionär*innen und »Gutmenschen« verlacht, weil die faktische Welt und Gesellschaft doch ganz anders funktioniere! Es sind nicht nur Zyniker*innen, die sich einem guten Leben mit allen und allem verschließen. Auch das kollektive »Fremdeln«, von dem ich eingangs gesprochen habe, tendiert – speziell wenn es populistisch angeheizt wird – dazu, ein Leben ohne die anderen und isoliert von allem zu suchen. Wenn etwa der alleinige Vorteil oder das Wohlergehen einer bestimmten Nation, Kultur, Religion oder Weltanschauung zum primären Ziel politischer, wirtschaftlicher aber auch denkerischer Initiativen erklärt wird, tritt eine ausschließende und das Eigene verabsolutierende Abschottungsbewegung zutage, die zum Totalitären neigt. Auch die Furcht vor dem Risiko, Schritte »in den Schuhen« der bzw. des anderen zu gehen und sich von einer neuen Sichtweise herausfordern zu lassen, kann eine Rolle spielen.

Den Furchtsamen, Fremdelnden und Zyniker*innen würde Ruth C. Cohn heute möglicherweise die ermutigende These Klaus Moeglings vor Augen führen, die er in seinem Buch »Neuordnung«[209] vertritt. Der Autor hält eine »friedliche und nachhaltig entwickelte Welt« für möglich: »Menschen müssen sich im Klaren werden, warum sie auf dieser Erde leben wollen, welche Werte und welchen Lebenssinn sie verfolgen möchten. Sie müssen für sich klären, welche soziale Ordnung sie anstreben und sich in diesem Sinne für eine Neuordnung einsetzen, wenn die bisherige Ordnung der Welt nicht ihren Vorstellungen eines ›guten Lebens in Verantwortung‹ entspricht.«[210] In diesem Sinn mahnt die Friedenspreisträgerin des Deutschen Buchhandels 2018, Aleida Assmann, eine neue »auf humane Prinzipien gegründete Solidargemeinschaft«[211] Europas an, in der es nicht nur um Menschenrechte, sondern auch um »Menschenpflichten« geht.

Haltung und Methode

Die Frage nach dem guten Leben mit allen und allem als antitotalitäres Vermächtnis Ruth C. Cohns führt uns in ihr Leben und zum Grundverständnis ihres Ansatzes zurück. Im vierten Kapitel, das sich mit ihrer Zeit in den USA befasst, ging es um die »Traumpyramide« bzw. das »Dreieck in der Kugel«, welche die Arbeitshypothese der TZI auf einen Blick darstellen sollten. Die einfache Grafik stellt die sogenannten TZI-Faktoren – Ich, Wir, Es, Globe – in ihrem Zusammenhang dar. Sie waren in Ruths eigener Lerngeschichte zeitweise unterschiedlich gewichtet: Während der Analyse stand das Ich im Zentrum; an der Bankstreet School wurde das Es bewusst; in der Begegnung mit der Gruppendynamik bekam das Wir Bedeutung; der Globe war, nicht zuletzt bedingt durch Ruths Migrationsschicksal, in allen Lebensphasen berührend nahe. Im Traumbild sind nun alle vier Faktoren gleichwertig und dialektisch aufeinander bezogen. Lebendiges Lernen oder lebendige Interaktion und Kommunikation geschieht in einer dynamischen Balance der Faktoren, bezogen auf ein bestimmtes, konkretes Thema, das anteilnehmend formuliert wird.

Mit Ruth C. Cohns Arbeitshypothese sind untrennbar ihre Menschen- und Weltsicht, ihre Anthropologie und Ethik verbunden. Sie sind als Axiome und Postulate formuliert, als selbstevidente Sätze, die generell gelten und die gleichzeitig eng mit Ruths Lebens- und Lernerfahrungen verbunden sind.

In »Gegensatzeinheiten« denken

So vielfältig, zwiespältig und widersprüchlich sich Ruth C. Cohns Leben vollzogen hat, so tief spiegelt sich das auch in ihrem Denken. Helmut Reiser spricht im Zusammenhang mit dem anthropologischen Axiom, das auf der Gleichzeitigkeit von Eigenständigkeit und Bezogenheit des Menschen im Ganzen der Welt und des Lebens beruht, von einer »Gegensatzeinheit«[212]. Obwohl das Wort auf den ersten Blick abstrakt und sperrig klingt, scheint mir dieser Begriff etwas Spezifisches von Ruths »Therapie gegen totalitäres Denken« zu erschließen. Worum geht es?

Gegensatzeinheit ist auf den ersten Blick ein Widerspruch in sich: Entweder es handelt sich um einen Gegensatz oder um eine Einheit. Wie ist beides möglich? Verstößt der Begriff der Gegensatzeinheit nicht gegen die Regel, dass in einer logischen Argumentation Widersprüche zu vermeiden sind? Der »Philosoph der Gegensatzeinheiten«, Heraklit von Ephesos, der um ca. 500 v. Chr. lehrte, versuchte an vielen Alltagsbeispielen die Widerspruchsfreiheit von Gegensatzeinheiten zu zeigen: »Der Weg hinauf und hinab ist ein und derselbe« (Fragment 58), argumentierte er. Es kommt also auf die Perspektive an, ob ich ein und denselben Weg als Aufstieg oder Abstieg sehe. Wer fähig und bereit ist, etwas aus mehreren Perspektiven zu betrachten, sieht mehr vom Ganzen. Ich habe das totalitäre Denken in diesem Buch immer wieder als ein »Entweder-oder-Denken« bezeichnet, dem die Mehrperspektivität fehlt.

Tatsächlich spielen im Denken Ruth C. Cohns Gegensatzeinheiten eine große Rolle. Wie sie mit den Ambivalenzen und Widersprüchen leben lernte, so hatte sie offensichtlich das Denken in Gegensatzeinheiten geistig angeregt und herausgefordert. Um Gegensatzeinheiten geht es nicht nur im Verhältnis von Autonomie und Interdependenz. Auch in der Spannung zwischen menschlicher Bedingtheit und Freiheit oder in der Spannung zwischen Wachsen und Vergehen liegen solche Gegensatz-Einheiten. Wenn wir von Gegensatz–Einheit sprechen, dann werden die gegensätzlichen Pole nicht, wie das im ausschließenden Denken der Fall ist, mit einem Entweder-oder belegt: autonom *oder* interdependent; bedingt *oder* frei; wachsen *oder* vergehen. Die gegensätzlichen Pole werden durch ein »Und« verbunden. In der Dialektik, welche die gegensätzlichen Pole nicht nur getrennt hält oder wechselseitig ausschließt, sondern sie in ihrer Unterschiedlichkeit aufrechterhält und gleichzeitig aufeinander bezieht, erschließt sich eine Mehrperspektivität, die den Kern antitotalitären Denkens darstellt. Die Therapie gegen totalitäres Denken, so könnte man sagen, ist der Weg in die Vielperspektivität.

Autonomie und Interdependenz

Kehren wir zu den Gegensatzeinheiten zurück, welche in den TZI-Axiomen sichtbar werden, die nach Ruth C. Cohns Auffassung den »existentiellen und ethischen Kompaß für Menschenwürde und Lebenswürde«[213] darstellen. Trotz Ruths Bewusstheit der Allverbundenheit und Allbezogenheit, von der nichts und niemand ausgeschlossen ist, war sie keine Visionärin, die vom Leben des einzelnen Menschen und seiner unmittelbaren sozialen Bezüge abgehoben nur das Große und Ganze der Welt und des Lebens im Auge gehabt hätte.

138

Das stünde im Widerspruch zur engen Verbindung ihres Ansatzes mit dem konkreten Leben von Menschen und ihrem eigenen.

Das sogenannte »anthropologische Axiom« erdet den Menschen in seiner Eigenständigkeit, die immer in einer dialektischen Bezogenheit mit anderem und letztlich dem Ganzen steht. Das ist nicht selbstverständlich. Autonomie und Interdependenz scheinen sich, wo sie je extrem gelebt werden, wie Feuer und Wasser zu vertragen. Gegen eine solche – ausschließlich polarisierende, aber auch miteinander verschmelzende – Sicht formuliert Ruth C. Cohn in ihrem anthropologischen Axiom:

»*Der Mensch ist eine psycho-biologische Einheit und ein Teil des Universums*. Er ist darum gleicherweise *autonom und interdependent*. Die Autonomie des Einzelnen ist umso größer, je mehr er sich seiner Interdependenz mit allen und allem bewußt wird.«[214]

Das »Zwei-Perspektiven-Selbst«

Was in Analogie zu Ruth C. Cohns anthropologischem Axiom bereits der jüdische Religionsphilosoph Martin Buber eindrucksvoll beschrieben hat, lässt sich inzwischen auch neurobiologisch bestätigen: »Der Mensch wird am Du zum Ich«.[215] Joachim Bauer[216] spricht von der Resonanz, der Spiegelung des anderen, die im Säugling ein Ich bzw. ein Selbst entstehen lässt. Die Qualität der Resonanzen in den ersten vierundzwanzig Lebensmonaten ist nach Joachim Bauer im Hinblick auf die Entstehung des Ich- bzw. Selbstbewusstseins lebensbestimmend: »Das Selbst des Menschen ist sozusagen ein *Zwei-Perspektiven-Selbst*. Innere Bilder von Du und Ich werden […] tatsächlich in einem gemeinsamen neuronalen Netzwerk abgespeichert. Das Stirnhirn, welches zum Zeitpunkt der Geburt noch funktionsuntüchtig ist und beim späteren Erwachsenen die Selbst-Netzwerke beheimaten wird, durchläuft in den ersten zwei Lebensjahren einen neurobiologischen Reifungsprozess.«[217]

Die evolutionäre Grundgegebenheit, dass der Mensch der wechsel-
seitigen Resonanz mit Anderen von frühester Kindheit an bedarf, löst
Konflikte aus. Die Interpersonalität zu akzeptieren, bedarf eines seelischen Reifungsprozesses, der ein ganzes Leben in Anspruch nehmen
kann. J. Bauer schreibt:»Das sich in jedem Menschen abspielende le-
benslange Drama zwischen Abhängigkeit und dem Wunsch nach Autonomie nimmt im zweiten Lebensjahr seinen Anfang, es wird in der
Pubertät – auf einer sozusagen höheren, anspruchsvolleren Ebene –
ein zweites Mal durchlebt und begleitet uns durchs ganze Leben. Oft
erfährt es, wenn sich zum Lebensende Schwächen einstellen, im Alter
nochmals eine letzte Zuspitzung.«[218] Trotz der Krisenanfälligkeit des
Autonomie-Interdependenzverhältnisses verdanken wir Menschen
dem »Zwei-Perspektiven-Selbst« nicht nur die emotionale Sicherheit
und menschliche Entfaltungsmöglichkeit, sondern auch die Kreati-
vität:»Kreativ sein kann nur, wer ein Problem oder ein Objekt aus
unterschiedlichen Perspektiven zu betrachten vermag. Die Fähigkeit
des Menschen, die Welt immer auch durch die Augen der anderen zu
sehen, ist einer der Gründe für seine kreativen Potenziale.«[219]

»Das aufgeblähte Selbst« und
seine politischen Implikationen

Einem perspektivisch ausgewogenen steht ein durch Besitz, Geld,
Macht, Titeln oder Arbeitserfolg aufgeblähtes Selbst[220] mit geringem
Selbstbewusstsein gegenüber, das Teil einer Massenbewegung werden
kann. J. Bauer zeigt die Ambivalenz von Massenbewegungen auf, die
Ruth C. Cohn in Form erster nationalsozialistischer Aufmärsche
selbst erlebt hatte und die wohl auch ihre Flucht aus Deutschland be-
schleunigt hatten. Noch im Alter hörte sie Nazis marschieren und ihre
Lieder brüllen. J. Bauer schreibt:»Viele Menschen folgen populistischen oder demagogischen Verführern, die versprechen, aus ihnen,
den sich schwach fühlenden Zwergen, etwas Großes zu machen. Nati-
onalistische Bewegungen haben viele Ursachen, die hier nicht simpli-

fiziert oder psychologisiert werden sollen. Politische Brandstifter täten sich mit der Mobilisierung von Anhängern aber weitaus schwerer, hätten Menschen nicht das Bedürfnis, ihr schlechtes Selbstgefühl mit der Heißluft des Nationalismus aufzublasen. Eine besondere Attraktion scheint von großen Aufmärschen, Paraden und – möglichst im Gleichschritt – marschierenden Menschenmassen auszugehen. Synchron ausgeführte Bewegungen, Aufmärsche, gemeinsame Parolen oder miteinander gesungene Lieder verstärken das Gefühl, das eigene Selbst werde zu einem Teil eines großen Gruppen-Selbst.«[221]

Das große »Gruppen-Selbst« und das neue Wir

Obwohl – oder vielleicht gerade weil – Ruth C. Cohn das vielfach missbrauchte Wir des »großen Gruppen-Selbst« im NS-Regime warnend vor Augen stand, suchte sie nach einem neuen Wir-Verständnis, das jenseits von Feindbildern und Ausschlussmechanismen einen Raum für offene Begegnungen aller Menschen eröffnen würde.[222] Bestand die Lösung darin, nur mehr vom universalen Wir aller Menschen zu sprechen, dem sich Ruth als »Planetary Citizen« zutiefst verbunden wusste? In welchem Verhältnis steht dieses dann zum Wir, das aus einer »themenzentrierten Interaktion« entsteht?

Ruth C. Cohn war sich aufgrund ihrer Erfahrungen als jüdische Migrantin sehr bewusst: Je enger sich Menschen in partikularen Wir-Gemeinschaften verbunden fühlen, umso größer ist die Gefahr, dass sich Ausschlussmechanismen gegenüber »den anderen« einstellen, die nicht zum aktuellen Wir gehören. In autoritären oder faschistoiden Systemen wird die Zusammenhalte- und Ausschlussdynamik forciert und gleichzeitig missbraucht. »Die anderen« werden nicht selten zu Sündenböcken gestempelt, auf die »das Böse« übertragen wird, um das eigene Wir rein zu halten. Wie war die Spannung zwischen dem universalen Wir und den vielen partikularen Wir-Gemeinschaften zu lösen? Auch hier geht es um eine Gegensatzeinheit.

Das konkrete Wir der interaktionellen Gruppe ist in Ruths Augen eine »Gestalt«. Das Wir als Gestalt ist nicht einfach nur ein beliebiger Teil in einer Summe von Wir-Teilen, die zu einem »großen Gruppen Selbst« verschmelzen. Das Wir als Gestalt ist eigenständig und zugleich auf alle und alles bezogen. Das partikulare Gruppen-Wir ist Gestalt des universalen Wir, das die Menschheit bildet, ohne vorausgehende Trennung in Rassen, Klassen, Nationen, Religionen usw. Gleichzeitig bilden das partikulare Gruppen-Wir und das universale Menschheits-Wir eine Gegensatzeinheit, die dialektisch aufeinander bezogen ist. »Alle« sind einbezogen, auch wenn »die anderen« nicht physisch anwesend sein können. Das Wir als Gestalt und Gegensatzeinheit gedacht, eröffnet einen Spielraum für das Mögliche, das mitunter das faktisch Gegebene überschreiten kann, wenn Menschen für Überraschungen offen bleiben.

Störungen und Betroffenheiten nehmen sich Vorrang

Die jüdische Migrantin kannte nicht nur die heilenden Überraschungen, die sich u. a. in ihren Gruppen einstellten, in denen ehemalige Nazis und Naziopfer einander begegneten; sie wusste auch um die zerstörerischen Wir-Dynamiken aus ihrer eigenen Geschichte. Um totalitären Ausschlusstendenzen zu entkommen, ohne partikulare Wir-Erfahrungen preisgeben zu müssen, hatte sie Abschottungs- und Wohlfühltendenzen in Gruppen immer wieder zum Thema gemacht und die universelle Verantwortlichkeit eingefordert. Das sorgte für Betroffenheiten bei ihr selbst und bei Teilnehmer*innen und führte zu Störungen; besonders dann, wenn ein allzu harmonisches Gruppengeschehen erwartet wurde. Störungen und Betroffenheiten sind kein Unglück im Interaktionsgeschehen. Das Gegenteil ist der Fall.

Generell schützt das sogenannte »Störungspostulat« der TZI Einzelne, Gruppen und Gesellschaften vor einer neutralisierenden Scheinharmonie und vor autoritären oder egalisierenden Tendenzen, welche Differenzen und Konflikte unter den Teppich kehren wollen. Nur wenn sich Störungen und Betroffenheiten Vorrang nehmen dürfen, können sich Begegnungsräume öffnen, in denen Menschen ihre Heterogenität nicht verbergen, sondern sich differenziert als »Chairperson« einbringen können, ohne die achtsame Bezogenheit auf die anderen und das andere zu verlieren. Gesellschaftlich gesehen ist das Störungspostulat ein Platzhalter für das, was im Moment ausgeblendet und vermieden wird. Die englische Formulierung des Postulats »Disturbances and passionate involvements take precedence«[223] drückt die Unvermeidbarkeit, Störungen und Betroffenheiten wahrzunehmen, besser aus, als die oft verwendete deutsche Übersetzung »Störungen *haben* Vorrang.«

Der Chairperson innewerden

Im Zusammenhang mit einem partizipativen Verständnis des guten Lebens *mit* allen bin ich bereits auf die »Chairperson« zu sprechen gekommen. Sie spielt eine zentrale Rolle in Ruth C. Cohns Vision vom guten Leben aller. Die Chairperson ist jene Instanz im Menschen, welche seine Selbstverwirklichung, Selbstentscheidung und Selbstverantwortung, seine Autonomie, bei gleichzeitiger Bezogenheit trägt. Ein Kleinkind ist in einer anderen Weise Chairperson, als eine erwachsene Person oder ein gebrechlicher Mensch. Die Chairperson ist das Ich-Bewusstsein, die Ich-Funktion des Menschen; seine Einmaligkeit, unabhängig von Volk, Nation, Kultur, Religion oder Weltanschauung. Jeder Mensch kann ursprünglich und grundsätzlich davon ausgehen, dass sie bzw. er Chairperson ist. Damit diese menschliche Gegebenheit auch ausdrücklich bewusst wird, spricht Ruth C. Cohn von einem Postulat, weil es jedem Menschen grundsätzlich zukommt. Das Chairperson-Postulat heißt im Wortlaut: »*Sei dein/e eigene/r Chairman/ Chairwoman, sei die Chairperson deiner selbst.* Dies bedeutet:
– Sei dir deiner inneren Gegebenheiten und deiner Umwelt bewusst.

- Nimm jede Situation als Angebot für deine Entscheidungen. Nimm und gib, wie du es verantwortlich für dich selbst und andere willst.«[224]

Ich gebe Jens Röhling recht, dass die »Erfahrung der Nazi-Diktatur [...] für Cohn das wichtigste Motiv für das Chairperson-Postulat«[225] war. In einer Situation, in der so viele Menschen ihre Entscheidungen und ihre Verantwortung auf das System oder auf Autoritäten abgeschoben hatten, weil sie gehorchen »mussten«, war die Selbstverleugnung als Chairperson augenscheinlich. Vor dem Hintergrund von Joachim Bauers Ausführungen liegt auf der Hand, wie aktuell das Chairperson-Postulat zu jeder Zeit, und gerade auch in der gegenwärtigen gesellschaftlichen Situation ist, wo neue Nationalismen und Fundamentalismen die Bewusstheit der Chairperson gefährden.

Determiniert oder/und frei

Die Wahrnehmung der Chairperson ist mit der Frage verbunden, wie groß der innere und äußere Spielraum für Selbstleitung und Selbstverantwortung wirklich ist. Grundsätzlich kann man davon ausgehen, dass totalitäre Systeme den Freiheitsspielraum des Menschen möglichst klein halten wollen. Vielfach »entlasten« sie die einzelnen Menschen von Selbstverantwortung und Selbstentscheidung, um ihre Ideologie ohne größeren Gewissensdruck der Anhänger*innen durchsetzen zu können. Auch religiöse Bewegungen und Kirchen sowie andere weltanschauliche Instanzen sind gefährdet, der Chairperson Freiheits- und Verantwortlichkeitsgrenzen aufzuerlegen.

Das sogenannte pragmatisch-politische Axiom der TZI erinnert an die bedingenden inneren und äußeren Grenzen, die es einerseits aufmerksam wahrzunehmen gilt, die aber auch erweiterbar sind: *»Freie Entscheidung geschieht innerhalb bedingender innerer und äußerer Grenzen; Erweiterung dieser Grenzen ist möglich.«*[226] Entgegen einer oft geäußerten Ansicht, dass der Mensch von seinen Erbanlagen und seiner Sozialisation völlig abhängig, also determiniert sei, war Ruth C. Cohn davon überzeugt, dass jede und jeder eine bedingte Freiheit besitze, zu entscheiden und ihr bzw. sein Leben eigenständig zu gestalten. Wesentlich sei dabei, dass die Grenzen veränderbar sind. Verantwortlich handelt der Mensch gerade dann, wenn er, um die universale Bedingtheit der Freiheit wissend, den inneren und äußeren Freiheitsspielraum nutzt. Wertebewusstsein sowie Handlungs- und Verantwortungsfähigkeit jedes Menschen, die durch Philosophie, Haltung und Praxis der TZI gestärkt werden, sollen Menschheitskatastrophen verhindern. Die Frage, ob aus dem pragmatisch-politischen Axiom eine direkte oder indirekte Verpflichtung zum politischen Handeln abzuleiten ist, wird in der TZI kontrovers diskutiert.[227]

Ehrfurcht vor dem Lebendigen, seinem Reifen und Vergehen

Ehrfurcht ist ein antiquierter Begriff, den Ruth C. Cohn in ihrem zweiten, dem »ethischen« Axiom in der deutschen Version verwendete. Im Englischen heißt es »respect«, was als deutsches Wort auf eine andere Fährte führt. Ich kann einen Menschen oder eine Gegebenheit respektieren, ohne Ehrfurcht davor zu haben. Ehrfurcht signalisiert die Hochachtung vor der Würde einer Person, eines Wesens oder einer Sache. Für Ruth C. Cohn war es das Leben oder das Lebendige, dem Ehrfurcht gebührt. Die Würde und Unantastbarkeit jeglichen Lebens, und damit die Humanität schlechthin, stehen auf dem Spiel: »Human sein bedeutet zum Beispiel, keine Lebewesen zu quälen und nie mehr von ihnen zu töten, als zur Lebenserhaltung und -förderung (speziell der Menschen) nötig ist; wobei der Begriff des Tötens auch das Abtöten von seelischen und geistigen Fähigkeiten einbezieht.«[228] Das zweite, das »ethische« Axiom der TZI, heißt wörtlich: »*Ehrfurcht gebührt allem Lebendigen und seinem Wachstum*. Respekt vor dem Wachstum bedingt bewertende Entscheidungen. Das Humane ist wertvoll, Inhumanes ist wertbedrohend.«[229] Auf einem späteren Internationalen

Austauschtreffen wurde dem »Lebendigen« das »Reifen und Vergehen« beigestellt[230], um deutlich zu machen, dass es beim ethischen Axiom nicht um eine Wachstumsideologie gehe. Ruth C. Cohn setzte sich im Zusammenhang mit dem »ethischen« Axiom mit den Fragen auseinander, ob es ein absolutes Gut und Böse gebe, das dem Menschen vorgegeben sei, und wie es um die Erkenntnis- und Entscheidungsfähigkeit des Menschen grundsätzlich bestellt wäre. Sie wandte sich gegen die Vorstellung vom absoluten Guten und Bösen und meinte, dass ethische Werte einerseits »unabdingbar« und andererseits »prozessabhängig« seien: »Ich kann nur *meine* Wahrheit sagen und nicht *deine*. Doch ich glaube, daß es gar keine verschiedenen Aspekte des Ethos geben könnte, wenn sie sich nicht auf die Realität eines unabdingbaren Zentrums beziehen würden.«[231]

Ruth vertrat die Hypothese eines »angeborenen«, »organismischen Werte-Sinns«, den zu entfalten eine Überlebensfrage der Menschheit sei und der dem Menschen als autonom-interdependentem Subjekt entspräche. Dabei hielt sie es für möglich, »daß eine Werte-Sinn-Entwicklung nicht nur mit evolutionärer Langsamkeit, sondern mit einem transformativen Quantensprung geschehen kann. Wenn die jüdisch-christliche und die humanistische Ethik Werte der Güte und Menschlichkeit lehren und dennoch durch Jahrtausende lächelnde Pessimisten beteuern, die menschliche Natur, die das Recht des Stärkeren vertritt, lasse sich nicht ändern, dann möchte ich dagegenstellen: Die Tatsache, daß etwas bis heute so gewesen ist, bedeutet nicht, daß es immer so bleiben muß [...] Tiere mögen Ahnen unserer ethischen Potenz sein; sie mögen Ethik ›ahnen‹. [...] Doch zwischen ihnen und uns besteht ein qualitativer Unterschied, der uns Freiheit und Verantwortung, Musik und Ethos anbietet und uns der Aufgabe überläßt, Gemeinschaft zu bilden oder uns zu zerstören.«[232]

»Die Welt ist unsere Aufgabe«

Der Psychoanalyse, aus der Ruth C. Cohn kommt, wird mitunter vorgeworfen, dass sie zu sehr um den einzelnen Menschen mit seiner frühen Lebensgeschichte kreise. Obwohl sich Ruth zeitlebens als Psychotherapeutin verstanden hatte, war ihr der Verdacht einer gewissen Blindheit gegenüber gesellschaftspolitischen Ereignissen bereits in der eigenen Analyse gekommen. Die Auseinandersetzung mit der gruppendynamischen Bewegung, mit Erlebnis- und Gestalttherapie und mit systemischen Konzepten hatten ihr therapeutisches Knowhow und ihr politisches Bewusstsein erheblich erweitert. Mit der TZI ging sie über die besagten Konzepte deutlich hinaus. Schon frühzeitig wurde ihr bewusst:»Die Couch war zu klein.«[233] Damit signalisierte sie ihren Übergang zur»Gesellschaftstherapeutin«, als die sie sich die längste Zeit ihres Lebens verstand. Und damit war sie auch explizit zur Therapeutin gegen totalitäres Denken geworden. In der Auseinandersetzung mit F. Perls'»Gestaltgebet« fügte sie dem berühmten»Ich tu, was ich tu; und du tust, was du tust« hinzu:»Die Welt ist unsere Aufgabe[234]. Sie entspricht nicht unseren Erwartungen. Jedoch, wenn wir uns für sie einsetzen, wird diese Welt schön sein. Wenn nicht, wird sie nichts sein.«[235] Damit machte Ruth C. Cohn bewusst, dass wir als Menschen für das Ganze verantwortlich sind.

Doch:»Was machen wir mit der Welt, wenn sie nicht so ist, wie wir sie haben möchten?«[236] Diese Frage mahnte Ruth C. Cohn in vielen Gesprächen und Workshops an. Die politischen Auseinandersetzungen um die eine Welt aller Menschen zu umgehen und sich nur mit den persönlichen Fragen zu beschäftigen, das war in der Erinnerung der ehemaligen schweizerischen National- und Zürcher Stadträtin Monika Stocker mit Ruth unmöglich:»Halt!‹, war da oft ihr klares Wort: ›Wir haben eine Verantwortung, hier und jetzt, für die kommenden Generationen.‹«[237] Wenn Ruth anwesend war, ging es nicht nur, wie in vielen Gruppen, um das Reden:»Wer immer jammerte und klagte, eben über die Welt, die nicht so ist, wie man sie haben möchte, den forderte sie auf, darüber nachzudenken, wie man die Welt denn haben möchte und warum man dann dafür nichts tue oder sogar dranbleibe, das zu tun, was einen an dieser Welt ärgerte.«²³⁸

»Für« oder »mit«?

Aufmerksamen Leser*innen wird aufgefallen sein, dass das »Vermächtnis« Ruth C. Cohns nicht als »gutes Leben *für* alle und alles« bezeichnet wird, wie das in ähnlichen Formulierungen geschieht. Das »Für« unterstreicht die Verantwortung, die wir *für* andere haben, wenn es um die Ermöglichung von gutem Leben geht. Warum ersetze ich es im Kontext Ruth C. Cohns und der TZI durch ein »Mit«, wo doch die jüdische »Tochter der Pflicht« zeitlebens ein hohes Verantwortungsbewusstsein *für* die anderen entwickelt hatte? Der Grund dafür liegt im partizipativen Leitungsverständnis der TZI.

Ruth C. Cohn löst sich vom traditionellen Lehr- und Leitungsverständnis, in dem die Leiterin bzw. der Leiter – im Bild gesprochen – *vor* den Beteiligten steht, klare Anweisungen gibt und als Einzige bzw. Einziger in der Sache kompetent ist. Sie verfällt aber nicht in das Gegenteil, in dem Lehrer*innen oder Leiter*innen sich selbst, ihre Leitungsfunktion und ihre Kompetenz vergessen und nur die anderen versorgen, damit es diesen so gut wie möglich geht. In Ruths Vorstellung sind Leiter*innen immer auch Teilnehmer*innen. Sie sind »partizipierende« Leiter*innen. Die Gegensatzeinheit von Leiten und Teilnehmen wird nicht auf die eine oder andere Seite hin aufgelöst; sie bleibt bestehen.

Menschen, die sich couragiert *für* das gute Leben einsetzen, tun das nicht *vor* den anderen oder *für* sie, sondern *mit* ihnen. Das »gute Leben *mit* allen und allem« ist das gemeinsame »Thema«, in dem sich alle in ihrer je eigenen Weise und Funktion engagieren. Es steht für Teilnehmende und Leitende in gleicher Weise in der Mitte; alle beziehen sich darauf. Im Zentrum eines interaktionellen Prozesses um das gute Leben ist nicht ein »Führer« bzw. eine »Führerin«, auch nicht eine »Versorgerin« bzw. ein »Versorger«. Weder über allem zu stehen und

»zu wenig zu geben«, wie das autoritäre Lehrer*innen oder Führer*innen tun, noch sich um alles zu kümmern, anderen alles abzunehmen und »zu viel zu geben«, ist der Weg zum guten Leben. Auch im Geben und Lassen liegt eine Gegensatzeinheit. Das Gespräch zwischen Ruth C. Cohn und Otto Herz mit dem vielsagenden Titel »Zuwenig geben ist Diebstahl – zuviel geben ist Mord«[239] macht sie bewusst.

Das gute Leben als generelles, generatives Thema erschließt sich in einer Fülle von Einzelthemen, die im Hinblick auf die Beteiligten, ihre Interaktionen, ihre Traditionen und sachlichen Zugängen und ihren jeweiligen Globe-Bedingungen eine große Vielfalt aufweisen.

Sich auf ein »Mehr« hin öffnen

Es wurde deutlich: Ruth C. Cohns Vermächtnis ist von Allverbundenheit und Allbezogenheit getragen, aus denen heraus die konkrete Verantwortlichkeit von uns Menschen für das »Ganze« erwächst. Ein Denken in »Gegensatzeinheiten«, prägte Ruths Auffassung vom guten Leben mit allen und allem. Das wird nicht zuletzt in ihren vielen Gedichten deutlich. Frederick Paulsen leitet mit einer Fülle von gegensätzlichen und gleichzeitig aufeinander bezogenen Metaphern Ruths ersten Gedichtband »... inmitten aller Sterne ...« ein. Für ihn sind Ruths Gedichte: »Schmetterlinge, bunte Tagfalter, duestere Nachtfalter«, [...] »zitternde Birkenblaetter«, [...] »Tautropfen im Netz einer Spinne«, das »Rieseln des Baechleins« und das »Grollen des Meeres«; »diese Gedichte sind die Sonnen und Monde und Sterne; diese Gedichte sind dunkle Bluttropfen aus einem wehen Herzen und helle Gedanken aus eines Menschen Kopf. Diese Gedichte sind das grosse All im kleinen All, sind das Du im All und spiegeln das All in diesem Du wi[e]der.«[240] Besser als in diesen Bildern lässt sich die Gegensatzeinheit von Ruths Weltsicht kaum ausdrücken, die ihr konsequent anti-totalitäres Denken repräsentiert.

Während eines Workshops, in dem sich Ruth C. Cohn »die Wunden der Menschheit« [...] »wie unter einem riesigen Mikroskop eröffneten« und sie »frühere Nazis und Naziopfer in [meine] ihre Arme schloss«, schrieb sie den Aufsatz »The Beyond Within«[241], das »Innere Jenseits«. Das Nachempfinden der dramatischen Geschehnisse und des unsäglichen Leids von Menschen verband sich in ihr mit einer transzendentalen Offenheit, welche Ruths Lebenseinsicht in die letztendliche Gegensatzeinheit deutlich macht, in der wir als Menschen leben: »Ich glaube, daß transzendenter Glaube uns sagt, daß wir für die Errettung dieser Erde, die uns ernährt hat, verantwortlich sind; ich kann dies weder mit meinen Sinnen empfinden noch mit meinem Wissen beweisen. Ich bräuchte mich nicht darum zu kümmern, ob und wie die Welt nach meinem Tode bestehen wird. Ich glaube, daß wir nur aus transzendentalem Bewußtsein heraus diese Verantwortung übernehmen. Ich kümmere mich um die Welt, weil in mir mehr ist als ich. Und ich glaube das gleiche von dir. Ich sehe uns als die Miterschaffenden dieser Schöpfung.«[242]

Die Resonanz, die Ruths Einsicht in jenes »Mehr« findet, das uns als Miterschaffende und damit auch Mitverantwortliche dieser Schöpfung erkennt, kann höchst unterschiedlich sein, solange sie auf humanistischen Grundlagen beruht. Die TZI fixiert keinen Menschen auf eine bestimmte Religion, Weltanschauung oder Spiritualität. Vielmehr ist sie wie ein »dritter Raum«, jenseits institutioneller Verortung und eingefahrener Kommunikationsmuster, in dem sich neue und kreative Möglichkeiten einer Vision vom guten Leben mit allen und allem erschließen.[243]

Anmerkungen

1 ZYGMUNT BAUMAN, Flüchtige Zeiten. Leben in der Ungewissheit, Hamburg ³2016, 43.

2 ULRICH BECK, Weltrisikogesellschaft: Auf der Suche nach der verlorenen Sicherheit, Frankfurt a. M. ⁵2017.

3 Vgl. SCHARER, Vielheit couragiert leben, 45–51.

4 RUTH C. COHN bezeichnet ihr Konzept der Themenzentrierten Interaktion (TZI) wiederholt als Gesellschaftstherapie, mitunter auch als Gesellschaftspädagogik und sich selbst als Gesellschaftstherapeutin, obwohl man »die Gesellschaft« im strengen Sinn des Wortes nicht »therapieren« kann. In der Beilage zu ihrem Antrag auf Wiedereinbürgerung in Deutschland bezeichnet sie sich als »Begründerin der gesellschaftstherapeutischen TZI«.

5 Die Laudatio von HANSFRIED NICKEL anlässlich der Gedenktafelenthüllung gibt Einblick in das Leben von Ruth Cohn und ist über https://www.ruth-cohn-institute.org/ruth-cohn.html als pdf zugänglich.

6 ANITA OCKEL – RUTH C. COHN, Das Konzept des Widerstands in der themenzentrierten Interaktion. Vom psychoanalytischen Konzept des Widerstandes über das TZI-Konzept der Störung zum Ansatz einer Gesellschaftstherapie, in: C. LÖHMER – R. STANDHARDT (Hg.), TZI. Pädagogisch-therapeutische Gruppenarbeit nach Ruth C. Cohn, Stuttgart 1992, 177–206, hier 178.

7 Vgl. ELMAR OSSWALD, Was habe ich bei TZI gelernt?, in: R. C. COHN – CH. TERFURTH (Hg.), Lebendiges Lehren und Lernen. TZI macht Schule, Stuttgart ⁵2007, 11; RUTH C. COHN, Vom Sinn des Lebens und Lernens in der heutigen Zeit. Ein Interview mit Ruth C. Cohn – Gesprächspartner: Elmar Osswald, in: R. C. COHN, Es geht ums Anteilnehmen ... Perspektiven der Persönlichkeitsentfaltung in der Gesellschaft der Jahrtausendwende, Freiburg i. Br. [1983] 1989, 55–62.

8 TIMOTHY SNYDER, Black Earth. Der Holocaust und warum er sich wiederholen kann, München 2015, 13.

9 RUTH C. COHN, Notizen mit Kari, 11. 12. 1977, HUB, UA, NL Cohn, Nr. 117, Bl 23 (1).

10 Vgl. HARTMUT ROSA, Resonanz. Eine Soziologie der Weltbeziehung, Berlin 2016.

11 ROSA, Resonanz, 739.

12 Vgl. HANNAH ARENDT, Elemente und Ursprünge totaler Herrschaft. Antisemitismus, Imperialismus, totale Herrschaft, München – Berlin 2017.

13 RUTH C. COHN – ALFRED FARAU, Gelebte Geschichte der Psychotherapie. Zwei Perspektiven, Stuttgart [1984] ⁴2008; hier: 398.

14 Vgl. HORST LOHL, Themenzentrierte Interaktion in Film, Fernsehen und Radio. Erste Ergebnisse eines Projektes zur Dokumentation elektronischer Medien (Beilage zu Heft 1/1999), in: Themenzentrierte Interaktion. theme-centered interaction 13 (1999) 1, 1–12.

15 Vgl. RUTH C. COHN, Das »Du« und das »Sie«, in: R. C. COHN (Hg.), Es geht ums Anteilnehmen…; JÜRGEN VOM SCHEIDT, Interview mit Ruth C. Cohn, in: Themenzentrierte Interaktion. theme-centered interaction 6 (1992) 2, 6–12.

16 RUTH C. COHN, First notes on Clark University Stay January–May 1973, HUB, UA, NL Cohn, Nr. 50, Bl 341, Eintragung vom 20.1.1973.

17 Zitierte Texte aus dem Nachlass tragen jeweils die Bezeichnung: HUB (Humboldt-Universität zu Berlin), UA (Universitätsarchiv), NL Cohn (Nachlass Cohn), Nr. (die jeweilige Zahl von Archivordner oder Mappe, unter der das Dokument abgelegt ist), Bl (Blatt).

18 ANITA OCKEL – RUTH C. COHN, Das Konzept des Widerstandes in der themenzentrierten Interaktion. Vom psychoanalytischen Konzept des Widerstandes über das TZI-Konzept der Störung zum Ansatz einer Gesellschaftstherapie, in: WILL-EUROPA: N. C. KORTE – E. MIESCHER – H. ROCH (Hg.), Lebendig Lernen. Grundfragen der themenzentrierten Interaktion. Euro-Info, Sondernummer, Arlesheim 1984, 11.

19 MATTHIAS KROEGER, Ansprache bei der Trauerfeier für Ruth Cohn am 6.2.2010 in Düsseldorf, in: Themenzentrierte Interaktion. theme-centered interaction 24 (2010) 2, 11–17.

20 Neben den dokumentarischen Orten zu Ruth C. Cohn gibt es in Berlin auch eine Ruth-Cohn-Schule. Dem Lebenswerk der ehemaligen Berlinerin entsprechend, zeichnet sich die Schule durch ein Schulklima aus, das durch Menschlichkeit, Toleranz, Wertebewusstsein, Diversität und professionelle Kompetenz gekennzeichnet ist.

21 Songwriter: BERND MEINUNGER / RALPH (JUN.) SIEGEL. Songtext von »Ich bin ein Berliner Kind« © Chappell & Co. Gmbh & Co. Kg, COPYRIGHT CONTROL (NON-HFA), CHAPPELL UND CO GMBH CO KG, WARNER-TAMERLANE PUB. OBO CHAPPELL & CO. GMBH & CO. KG, https://www.songtexte.com>e>Ebstein, Katja

22 RUTH C. COHN, … zu wissen dass wir zählen …, Gedichte/Poems mit Scherenschnitten von Annemarie Maag-Büttner, Bern 1990, 58.

23 RUTH HIRSCHFELD, Das Wunderkind (5.3.1935), HUB, UA, NL Cohn, Nr. 202, Blatt 67.

24 RUTH C. COHN, Erzählung einer jungen Arbeitslosen, in: R. C. COHN … zu wissen dass wir zählen …, 38.

25 Vgl. EDITH ZUNDEL, Der innere Kompaß. Ruth Cohn: Wagnis und Grenzen der Erlebnistherapie, in: DIE ZEIT 39 (26.9.1985).

26 Bis zur Urgroßelterngeneration beider Elternteile finden sich im Nachlass Dokumente und sogar Schulzeugnisse: HUB, UA, NL Cohn Nr. 121, Bl 242–265; HUB, UA, NL Cohn Nr. 121, Bl 233–234; HUB, UA, NL Cohn Nr. 189, Bl 314–320.

27 Vgl. INGRID WILTMANN, Gespräch mit Ruth C. Cohn am … September 1995, Manuskript, HUB, UA, NL Cohn Nr. 195, Bl 445–458.

28 WILTMANN, Gespräch mit Ruth C. Cohn, 445.
29 WILTMANN, Gespräch mit Ruth C. Cohn, 446.
30 Wenn wir uns Ruth Charlottes Stammbaum näher vor Augen führen, dann springen die vielen deutschen Vornamen ins Auge: Ludwig, Irene, Oskar, Richard, Hilde, Heinrich, Friedrich.... Einzig Isaak, Eva, Martha und David klingen jüdisch bzw. biblisch.
31 COHN, HUB, UA, NL Cohn Nr. 117, Blatt 412.
32 WILTMANN, Gespräch mit Ruth C. Cohn, Bl 445.
33 WILTMANN, Gespräch mit Ruth C. Cohn, Bl 445.
34 WILTMANN, Gespräch mit Ruth C. Cohn, Bl 445.
35 Vgl. WILTMANN, Gespräch mit Ruth C. Cohn, Bl 447f.
36 Vgl. ZUNDEL, Der innere Kompaß.
37 Vgl. Bestätigung v. 9. 9. 1977: HUB, UA, NL Cohn Nr. 189, Bl 355.
38 WILTMANN, Gespräch mit Ruth C. Cohn, Bl 447.
39 Zur Schulgeschichte vgl. https://de.wikipedia.org/wiki/Sophie-Charlotte-Oberschule [eingesehen am 15. 5. 2019])
40 COHN – FARAU, Gelebte Geschichte der Psychotherapie, 455f.
41 COHN – FARAU, Gelebte Geschichte der Psychotherapie, 242.
42 COHN – FARAU, Gelebte Geschichte der Psychotherapie, 242.
43 COHN – FARAU, Gelebte Geschichte der Psychotherapie, 242.
44 COHN – FARAU, Gelebte Geschichte der Psychotherapie, 243.
45 COHN – FARAU, Gelebte Geschichte der Psychotherapie, 243.
46 WILTMANN, Gespräch mit Ruth C. Cohn, Bl 448f.
47 ARTHUR HIRSCHFELD, Papas Tischrede bei Karl Ernst's Barmizwo 1923 (nach dem ursprünglichen Manuskript, HUB, UA, NL Cohn Nr. 202, Blatt 20–21.
48 HIRSCHFELD, Papas Tischrede bei Karl Ernst's Barmizwo, 20.
49 HIRSCHFELD, Papas Tischrede bei Karl Ernst's Barmizwo, 20.
50 HIRSCHFELD, Papas Tischrede bei Karl Ernst's Barmizwo, 20.
51 HIRSCHFELD, Papas Tischrede bei Karl Ernst's Barmizwo, 20.
52 HIRSCHFELD, Papas Tischrede bei Karl Ernst's Barmizwo, 20.
53 HIRSCHFELD, Papas Tischrede bei Karl Ernst's Barmizwo, 21.
54 ELIZABETH WEINER, Bat Mitzvah, 4. 6. 1988.
55 WILTMANN, Gespräch mit Ruth C. Cohn, Bl 449.
56 COHN – FARAU, Gelebte Geschichte der Psychotherapie, 455.
57 COHN – FARAU, Gelebte Geschichte der Psychotherapie, 455.
58 COHN – FARAU, Gelebte Geschichte der Psychotherapie, 456.
59 COHN – FARAU, Gelebte Geschichte der Psychotherapie, 456.
60 COHN – FARAU, Gelebte Geschichte der Psychotherapie, 457.
61 COHN – FARAU, Gelebte Geschichte der Psychotherapie, 457.
62 COHN – FARAU, Gelebte Geschichte der Psychotherapie, 457.
63 COHN – FARAU, Gelebte Geschichte der Psychotherapie, 458.
64 COHN – FARAU, Gelebte Geschichte der Psychotherapie, 458.
65 ZUNDEL, Der innere Kompaß, 1.
66 WILTMANN, Gespräch mit Ruth C. Cohn, 447.
67 WILTMANN, Gespräch mit Ruth C. Cohn, 447.
68 WILTMANN, Gespräch mit Ruth C. Cohn, 447.

69 COHN, ... zu wissen dass wir zählen ...; RUTH C. COHN, ... inmitten aller Sterne ..., New York, (1949) (²1952).

70 A. M. STERK, Wisconsin Poetry Magazine, Milwaukee, Wisconsin o. J.

71 ERICA BRÜHLMANN-JECKLIN, Das Mögliche tun. Ruth C. Cohn. Gespräche und Begegnungen, Oberhofen am Thunersee 2010, 20.

72 RUTH C. COHN, Lebenslauf – Daten für Einbürgerung (1989), HUB, UA, NL Cohn Nr. 189, Bl 253–259, hier 253.

73 Im Nachlass findet sich ein Schreiben des Präsidenten der Humboldt-Universität vom August 2002, das die jüdische Studentin von 1933 ehrt.

74 BRÜHLMANN-JECKLIN, Das Mögliche tun, 20.

75 BRÜHLMANN-JECKLIN, Das Mögliche tun, 21.

76 ZUNDEL, Der innere Kompaß, 3.

77 Ralf Georg Reuth (Hg.), Joseph Goebbels Tagebücher, Band 2, München 2003, 786.

78 RUTH C. COHN Courage – The Goal of Psychotherapy , Speech given to the members and friends of the Theodor Reik Clinic at the Plaza Hotel, Manuscript 1957, HUB, UA, NL Cohn, Nr. 8, Bl 115–130.

79 COHN, Courage – The Goal of Psychotherapy, 4. English Original: »Fraulein, tell me why such sad eyes – I want to make sad eyes happy – can do anything for Fraulein – have money, do anything, I am the attaché of ... country", Bl 118 (S. 4).

80 BRÜHLMANN-JECKLIN, Das Mögliche tun, 26.

81 COHN – FARAU, Gelebte Geschichte der Psychotherapie, 212.

82 COHN – FARAU, Gelebte Geschichte der Psychotherapie, 464.

83 COHN – FARAU, Gelebte Geschichte der Psychotherapie, 464.

84 COHN, ... zu wissen dass wir zählen ..., 14.

85 COHN, ... zu wissen dass wir zählen ..., 14.

86 COHN, ... zu wissen dass wir zählen ..., 14.

87 COHN, ... zu wissen dass wir zählen ..., 14.

88 COHN, ... zu wissen dass wir zählen ..., 64. Das Gedicht wurde von Ruth C. Cohn und A. Maag aus dem Englischen ins züritüütsch rückübersetzt.

89 BRÜHLMANN-JECKLIN, Das Mögliche tun, 25.

90 COHN – FARAU, Gelebte Geschichte der Psychotherapie, 212.

91 BRÜHLMANN-JECKLIN, Das Mögliche tun, 26.

92 COHN – FARAU, Gelebte Geschichte der Psychotherapie, 213.

93 BRÜHLMANN-JECKLIN, Das Mögliche tun, 27.

94 COHN – FARAU, Gelebte Geschichte der Psychotherapie, 215.

95 BRÜHLMANN-JECKLIN, Das Mögliche tun, 34.

96 BRÜHLMANN-JECKLIN, Das Mögliche tun, 30.

97 COHN – FARAU, Gelebte Geschichte der Psychotherapie, 215.

98 BRÜHLMANN-JECKLIN, Das Mögliche tun, 30.

99 BRÜHLMANN-JECKLIN, Das Mögliche tun, 31.

100 BRÜHLMANN-JECKLIN, Das Mögliche tun, 35.

101 BRÜHLMANN-JECKLIN, Das Mögliche tun, 34.

102 BRÜHLMANN-JECKLIN, Das Mögliche tun, 33.

103 BRÜHLMANN-JECKLIN, Das Mögliche tun, 35f.

104 BRÜHLMANN-JECKLIN, Das Mögliche tun, 36.

105 BRÜHLMANN-JECKLIN, Das Mögliche tun, 36.
106 COHN – FARAU, Gelebte Geschichte der Psychotherapie, 465f.
107 COHN, …. zu wissen dass wir zählen …, 24.
108 COHN – FARAU, Gelebte Geschichte der Psychotherapie, 466.
109 COHN – FARAU, Gelebte Geschichte der Psychotherapie, 222.
110 COHN – FARAU, Gelebte Geschichte der Psychotherapie, 217.
111 Vgl. OCKEL – COHN, Das Konzept des Widerstandes in der themenzentrierten Interaktion, 11.
112 Die Begriffe verwendet Papst Franziskus im Apostolischen Schreiben »Evangelii gaudium«, um das Drama der Menschen, die auf Grund von Flucht sind und die im neoliberalen Marktwirtschaft nicht mehr zählen, auszudrücken.
113 COHN, … zu wissen dass wir zählen …
114 Ilija TROJANOW, Nach der Flucht, Pos 301.
115 RUTH C. COHN – ALFRED FARAU, Gelebte Geschichte der Psychotherapie, 374.
116 COHN, … zu wissen dass wir zählen …, 91.
117 COHN – FARAU, Gelebte Geschichte der Psychotherapie, 230.
118 COHN, … zu wissen dass wir zählen …, 20–21.
119 RUTH C. COHN, Das menschliche Miteinander von Mann und Frau – Gesprächspartnerin: Mechtild Buschmann, in: R. C. Cohn, Es geht ums Anteilnehmen …, 97.
120 COHN, Das menschliche Miteinander von Mann und Frau, 97.
121 COHN, … zu wissen dass wir zählen …, 21–23.
122 COHN, Das menschliche Miteinander von Mann und Frau, 99.
123 ZUNDEL, Der innere Kompaß, 5
124 HERRMANN, Portrait, 28.
125 COHN, … zu wissen dass wir zählen …, 93.
126 COHN, Das menschliche Miteinander von Mann und Frau, 98.
127 COHN – FARAU, Gelebte Geschichte der Psychotherapie, 229.
128 ZUNDEL, Der innere Kompaß, 4.
129 ALFRED FARAU, Die siebzehnte Epoche: Unter Hitler in Oesterreich (13. März 1938 – 23. Juni 1939), HUB, UA, NL Cohn Nr. 184, Blatt 1–12.
130 COHN – FARAU, Gelebte Geschichte der Psychotherapie, 206.
131 COHN – FARAU, Gelebte Geschichte der Psychotherapie, 206.
132 COHN – FARAU, Gelebte Geschichte der Psychotherapie, 207.
133 COHN – FARAU, Gelebte Geschichte der Psychotherapie, 207.
134 COHN – FARAU, Gelebte Geschichte der Psychotherapie, 207.
135 COHN – FARAU, Gelebte Geschichte der Psychotherapie, 207.
136 THEODOR REIK, Der überraschte Psychologe. Über Erraten und Verstehen unbewußter Vorgänge, Leiden 1935.
137 THEODOR REIK, Geständniszwang und Strafbedürfnis. Probleme der Psychoanalyse und der Kriminologie, Leipzig – Wien – Zürich 1925.
138 COHN – FARAU, Gelebte Geschichte der Psychotherapie, 232.
139 WILHELM REICH, Die Massenpsychologie des Faschismus, Köln [1933] ³1970.
140 Hier greife ich auf einen Textvorschlag von Sibilla Marelli-Simon zurück.

141 COHN – FARAU, Gelebte Geschichte der Psychotherapie, 243.

142 COHN – FARAU, Gelebte Geschichte der Psychotherapie, 243f.

143 ZUNDEL, Der innere Kompaß, 1.

144 COHN – FARAU, Gelebte Geschichte der Psychotherapie, 442.

145 COHN – FARAU, Gelebte Geschichte der Psychotherapie, 442.

146 MATTHIAS KROEGER, Themenzentrierte Seelsorge: Über die Kombination Klientzentrierter und Themenzentrierter Arbeit nach Carl R. Rogers und Ruth C. Cohn in Theologie und schulischer Gruppenarbeit, Stuttgart ⁴1989.

147 RUTH COHN, Gucklöcher. Zur Lebensgeschichte von TZI und Ruth C. Cohn, mit einem Vorwort von Norbert C. Korte, in: Gruppendynamik. Zeitschrift für angewandte Sozialpsychologie 25 (1994) 4, 345–370.

148 ZUNDEL, Der innere Kompaß, 5.

149 Bei den wichtigsten US-Gesetzen des Jahres 1965 handelt es sich um: »Voting Rights Act«, »Immigration and Nationality Act«, »Social Security Amendments of 1965« (Medicare and Medicaid), Elementary and »Secondary Education Act«.

150 RÜDIGER STANDHARDT – CORNELIA LÖHMER (Hg.), Zur Tat befreien. Gesellschaftspolitische Perspektiven der TZI-Gruppenarbeit, Mainz 1994, 5.

151 COHN – FARAU, Gelebte Geschichte der Psychotherapie, 370.

152 Vgl. HELMUT JOHACH, Ruth Cohn und die Gestalttherapie – eine nicht ganz einfache Beziehung, in: Themenzentrierte Interaktion. theme-centered interaction 26 (1999) 1, 16–25.

153 RUTH C. COHN, Von der Psychoanalyse zur themenzentrierten Interaktion. Von der Behandlung einzelner zu einer Pädagogik für alle, Stuttgart [1975] 2009.

154 HELGA HERRMANN, Ruth C. Cohn – ein Porträt, in: Themenzentrierte Interaktion. Theme-centered Interaction 6 (1992) 2, 22.

155 ERICA BRÜHLMANN-JECKLIN, Das Mögliche tun. Ruth C. Cohn – Gespräche und Begegnungen, Bern 2010, 79.

156 Vgl. HERRMANN, Ruth C. Cohn – ein Porträt, 19.

157 RUTH C. COHN, Ein Ansatz zur psychosomatischen Analyse, in: Cohn R. C., Von der Psychoanalyse zur themenzentrierten Interaktion, 11–23.

158 COHN, … zu wissen dass wir zählen … 100.

159 Auch als im Zuge des sogenannten »Prozesses 2000« die WILL Organisation in das Ruth Cohn Institute for TCI-international übergehen sollte, konnte sie sich nur schwer vom in Amerika geprägten Begriff trennen.

160 N.N. AN COHN (1997), Brief zum 85. Geburtstag, HUB, UA, NL Cohn Nr. 196, Blatt 324a

161 ZUNDEL, Der innere Kompaß, 5.

162 COHN, … zu wissen dass wir zählen …,114.

163 COHN, … zu wissen dass wir zählen …114.

164 Schreibweise gemäß Original in: … zu wissen dass wir zählen …., 114.

165 vgl. HANS NÄF, Meetings with Ruth forty years ago, in Indian Journal 6 & 7 (2010), 60f.

166 COHN – FARAU, Gelebte Geschichte, 390.

167 COHN – FARAU, Gelebte Geschichte, 514f.

168 COHN – FARAU, Gelebte Geschichte, 518.

169 COHN – FARAU, Gelebte Geschichte, 618.

170 MANFRED KRÄMER, Ruth Cohn im Gespräch mit Manfred Krämer am 12./13. Januar 2002, in: Themenzentrierte Interaktion. theme-centered interaction, 16 (2002) 1, 16–29, hier: 25.

171 COHN – FARAU, Gelebte Geschichte, 12.

172 Die Arbeit an diesem Buch beschäftigte sie von ihrem 64igsten bis zu ihrem 72igsten Lebensjahr so intensiv, dass sie teilweise Kurse ausfallen ließ und Amerikareisen stornierte, um das Werk fertigzustellen, von dem sich eine Reihe von Entwürfen samt Korrekturen in ihrem Nachlass finden.

173 COHN – FARAU, Gelebte Geschichte, 519.

174 THOMAS BAUER, Die Vereindeutigung der Welt. Über den Verlust an Mehrdeutigkeit und Vielfalt. [Was bedeutet das alles?], Stuttgart ³2018, 34.

175 COHN – FARAU, Gelebte Geschichte, 519.

176 COHN – FARAU, Gelebte Geschichte, 519.

177 LUDWIG FRAMBACH, Identität und Befreiung in Gestalttherapie, Zen und christlicher Spiritualität, Petersberg 1994, 97.

178 COHN – FARAU, Gelebte Geschichte, 520.

179 COHN – FARAU, Gelebte Geschichte, 521.

180 Bekanntlich bilden einen Teil davon die Allee und der Garten der »Gerechten unter den Völkern«, in denen Bäume und Gedenkplatten für nichtjüdische Personen oder Institutionen angebracht sind, die sich dem NS-Regime widersetzten, um Juden zu retten.

181 COHN, Dank für das jüdische Geschenk 1992, HUB, UA, NL Cohn Nr. 135, Blatt 248.

182 Den Begriff »generative Themen« übernimmt Ruth C. Cohn von Paolo Freire. Mehr dazu in: M. SCHARER, Vielheit couragiert leben. Die politische Kraft der Themenzentrierten Interaktion (Ruth C. Cohn) heute, Ostfildern 2019, 207.

183 COHN AN BERLINER REGIONALGRUPPE – Dank für Jubiläumstreffen, 1982, HUB, UA, NL Cohn Nr. 73, Blatt 496.

184 COHN, Brief an Schüler 6.XII.92, HUB, UA, NL Cohn Nr. 190, Blatt 12.

185 COHN, Dank für das jüdische Geschenk, 248.

186 COHN, Dank für das jüdische Geschenk, 248.

187 COHN, Dank für das jüdische Geschenk, 249.

188 RUTH C. COHN, Gedanken an die Bankstreet Schools, 1941, HUB, UA, NL Cohn Nr. 197, Bl 68–97, hier: 69.

189 Robert Jungk hat auch für das politische TZI-Buch »Zur Tat befreien« ein Interview mit Olaf-Axel Burow unter dem Titel »'In jedem Menschen steckt viel mehr als er selber weiß'« gegeben, in: R. STANDHARDT – C. LÖHMER (Hg.), Zur Tat befreien. Gesellschaftspolitische Perspektiven der TZI-Gruppenarbeit, Mainz 198–210.

190 COHN, Wir brauchen Signale des Entsetzens, in: R. C. Cohn, Es geht ums Anteilnehmen …, 191.

191 COHN, Wir brauchen Signale des Entsetzens, in: R. C. Cohn, Es geht ums Anteilnehmen …., 191.

192 COHN, Machbare Schöpfung – oder?, in: R. C. Cohn, Es geht ums Anteilnehmen ..., 184.

193 HERRMANN, Ruth C. Cohn – ein Porträt, in: Themenzentrierte Interaktion, 17f.

194 HERRMANN, Ruth C. Cohn – ein Porträt, in: Themenzentrierte Interaktion, 18.

195 HERRMANN, Ruth C. Cohn – ein Porträt, in: Themenzentrierte Interaktion, 18.

196 HERRMANN, Ruth C. Cohn – ein Porträt, in: Themenzentrierte Interaktion, 18.

197 HERRMANN, Ruth C. Cohn – ein Porträt, in: Themenzentrierte Interaktion, 18.

198 HERRMANN, Ruth C. Cohn – ein Porträt, in: Themenzentrierte Interaktion, 18.

199 ZUNDEL, Der innere Kompaß, 6.

200 https://www.ruth-cohn-institute.org/start.html

201 SCHULZ VON THUN, FRIEDEMANN, Laudatio auf Ruth Cohn. Anlässlich der Verleihung der Ehrendoktorwürde durch den Fachbereich Psychologie der Universität Hamburg am 30. November 1979, in: Zeitschrift für Humanistische Psychologie 4 (1980), 7–12.

202 SCHULZ VON THUN, Laudatio auf Ruth Cohn.

203 MATTHIAS KROEGER, To the Doctor of Doctors. Überarbeitete und erweiterte Fassung meiner Rede im Auditorium Maximum der Universität Hamburg anläßlich der Verleihung der Ehrendoktorwürde am 30.11.79 an Ruth C. Cohn, in: Zeitschrift für Humanistische Psychologie, 3 (1980) 4, 12–21.

204 HELGA HERRMANN, Verleihung der Ehrendoktorwürde der Universität Bern an Ruth C. Cohn – 3.12.1994. Ein Erlebnisbericht, in: Themenzentrierte Interaktion. theme-centered interaction 9 (1995) 1, 5–8.

205 RUTH C. COHN – ANNEMARIE MAAG, in: Ein Tag im Leben, Schreibwettbewerb des Zentrums Karl der Grosse, Zürich. Eingabe von Annemarie Maag, Liestal 2004.

206 COHN – MAAG, Ein Tag im Leben.

207 MATTHIAS KROEGER, Ansprache bei der Trauerfeier für Ruth C. Cohn am 6.2.2010 in Düsseldorf, in: Themenzentrierte Interaktion. theme-centered interaction 24 (2010) 2, 11–17.

208 COHN, ... zu wissen dass wir zählen ..., 89.

209 Vgl. KLAUS MOEGLING, Neuordnung. Eine friedliche und nachhaltig entwickelte Welt ist möglich. Analyse, Vision und Entwicklungsschritte aus einer holistischen Sicht, Immenhausen bei Kassel 2018.

210 MOEGLING, Neuordnung, 233.

211 ALEIDA ASSMANN, Menschenrechte und Menschenpflichten: Schlüsselbegriffe für eine humane Gesellschaft, Wien 2018, 22.

212 HELMUT REISER, Vorschlag für eine theoretische Grundlegung der Themenzentrierten Interaktion, in: Themenzentrierte Interaktion. theme-centered interaction 28 (2014) 2, 69–77, hier 71.

213 RUTH C. COHN, Verantworte Dein Tun und Dein Lassen – persönlich und gesellschaftlich. Offener Brief an Günter Hoppe, in: Themenzentrierte Interaktion. theme-centered interaction 8 (1994) 2, 85f.

214 COHN – FARAU, Gelebte Geschichte der Psychotherapie, 356.

215 MARTIN BUBER, Ich und Du, Heidelberg ¹¹1983.

216 JOACHIM BAUER, Wie wir werden, wer wir sind. Die Entstehung des menschlichen Selbst durch Resonanz, München 2019.

217 BAUER J., Wie wir werden, wer wir sind, 27.

218 BAUER J., Wie wir werden, wer wir sind, 39.

219 BAUER J., Wie wir werden, wer wir sind, 41.

220 BAUER J., Wie wir werden, wer wir sind, 185.

221 BAUER J., Wie wir werden, wer wir sind, 186.

222 Vgl. SCHARER, Vielheit couragiert leben, 149–151.

223 COHN – FARAU, Gelebte Geschichte der Psychotherapie, 360.

224 COHN – FARAU, Gelebte Geschichte der Psychotherapie, 358.

225 RÖHLING, Chairperson-Postulat, 96.

226 COHN – FARAU, Gelebte Geschichte der Psychotherapie, 357.

227 Vgl. MANFRED KRÄMER – WALTER ZITTERBARTH, Ist TZI politisch?: Ein Kontroversgespräch zwischen Manfred Krämer und Walter Zitterbarth während einer Redaktionssitzung in Berlin am 6. 11. 2004, in: Themenzentrierte Interaktion. theme-centered interaction, 20 (2006) 1, 8–15.

228 COHN – FARAU, Gelebte Geschichte der Psychotherapie, 357.

229 COHN – FARAU, Gelebte Geschichte der Psychotherapie, 357.

230 Vgl. WALTER ZITTERBARTH, TZI und Ethik, in: Themenzentrierte Interaktion. theme-centered interaction 15 (2001) 2, 102–104.

231 COHN – FARAU, Gelebte Geschichte der Psychotherapie, 467.

232 COHN – FARAU, Gelebte Geschichte der Psychotherapie, 469f.

233 RUTH C. COHN, Die Selbsterfahrungsbewegung: Autismus oder Autonomie?, in: Gruppendynamik (1974), 5/3, 160–171, hier 164.

234 FRITZ S. PERLS, Gestalt-Therapie in Aktion, Stuttgart ³1979, 13.

235 COHN, Die Selbsterfahrungsbewegung: Autismus oder Autonomie?, 164.

236 MONIKA STOCKER, »Was machen wir mit der Welt, wenn sie nicht so ist, wie wir sie haben möchten?«, in: E. BRÜHLMANN-JECKLIN, Das Mögliche tun, 148.

237 STOCKER, »Was machen wir mit der Welt ...« in: E. Brühlmann-Jecklin, Das Mögliche tun, 148.

238 STOCKER, »Was machen wir mit der Welt ...« in: E. Brühlmann-Jecklin, Das Mögliche tun, 150.

239 RUTH C. COHN, »Zuwenig geben ist Diebstahl – zuviel geben ist Mord«. Gesprächspartner: Otto Herz, in: R. C. Cohn (Hg.), Es geht ums Anteilnehmen ...

240 FREDERICK PAULSEN, Vorworte zu Ruth C. Cohn's Gedichten, in: R. C. COHN, ... inmitten aller Sterne ... 3.

241 RUTH C. COHN, The Beyond Within, in: VOICES 8 (1972) 3, 78–83.

242 RUTH C. COHN, Das innere Jenseits, in: R. C. COHN, Von der Psychoanalyse zur themenzentrierten Interaktion, 230.

243 Vgl. SCHARER, Vielheit couragiert leben, 210–213.

Verzeichnis der Gedichte

Entwurzelte Weihnacht   109
Erzählung einer jungen Arbeitslosen   29
Eva   71
Ich bin ein Berliner Kind   27
Krieg: »*Öffne Dich*«   78
Mütter   81
Scheidung   86
Springbrunnen   106
Sterntalerkind   28
Sunebluemetag   63
Ein Tag in Lila – Hommage an eine Freundin   128
Vergänglichkeit   129
Wehe Schuhe   132
Wer trägt Mütter, die nicht gehen können?   83
Das Wunderkind   28
zu wissen dass wir zählen   77